紅沙龍

Try not to become a man of success but rather to become a man of value.
～Albert Einstein (1879 - 1955)

毋須做成功之士，寧做有價值的人。 —— 科學家　亞伯・愛因斯坦

NOVAK DJOKOVIC

喬科維奇身心健康書

14天逆轉勝營養計畫

諾瓦克・喬科維奇 著　　郭政皓、劉怡伶 譯

獻給——

我的家人和朋友、教練和隊友，

有他們長久而深刻的努力，我的夢想才得以實現；

伊蓮娜・莉絲媞奇，她是我的一切，

還有塞爾維亞的同胞。

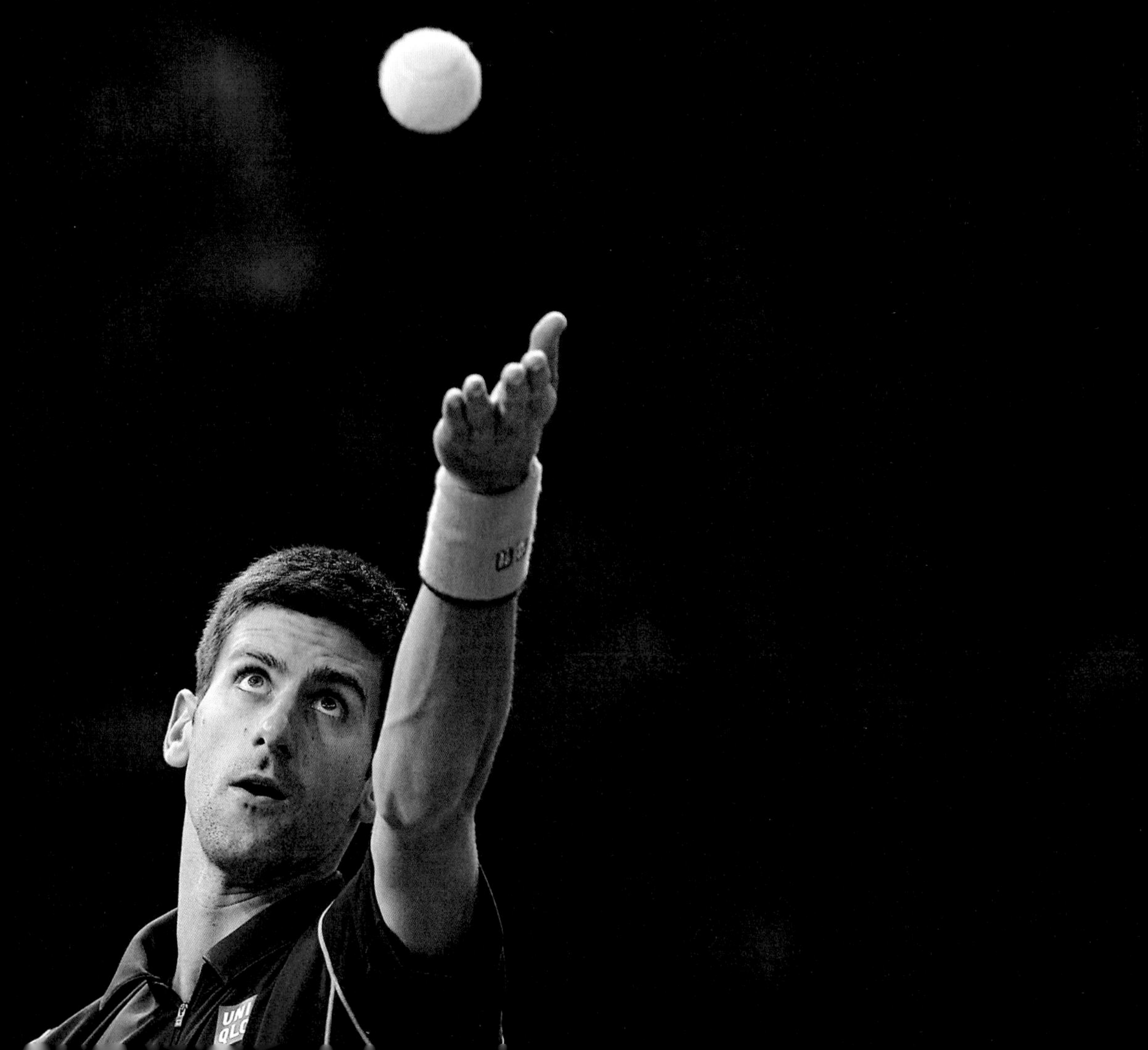

我們藉獲得來維持生活，因付出而活出價值。

——邱吉爾（Winston Churchill），英國名相

〔推薦序〕

序章

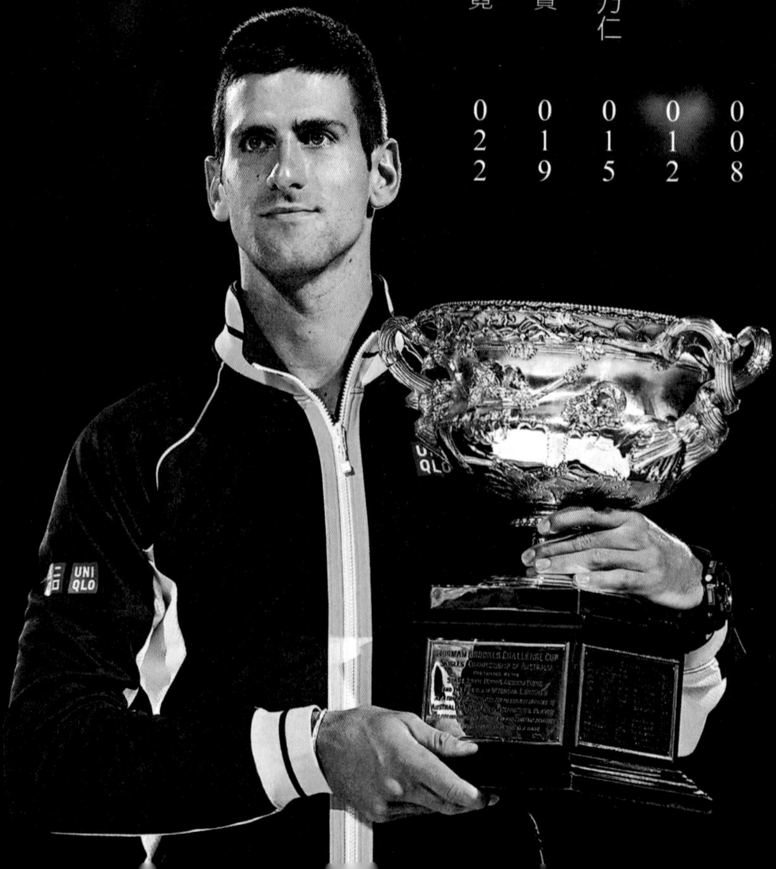

目錄 Contents

〔推薦序〕吃得健康，贏得漂亮

威廉．戴維斯

喬科維奇在網壇所創下的成績，達到了人類成就的顛峰。無論在哪個領域，世界冠軍是極少數人才能夠達到的境界，唯有集天賦、勇氣、決心於一身，再排除重重阻礙，才可能實現。

達到世界頂尖是人類拚搏的一致目標，從量子物理、電腦工程，到網球皆然。對絕大多數的人來說，高峰難以攀登；過程中，體能與心理的考驗，讓身心的潛能很難發揮到極致。

喬科維奇征服了壓倒性的不利局面，成就他今日在網球史上的地位。在當年網球還不為人知的塞爾維亞，他排除萬難接受了網球訓練，家鄉貝爾格勒市在科索沃戰爭期間遭到空襲，他與家人被迫在防空洞躲避戰火數月，他仍持續嚴格的自我訓練。然而，跨越了這麼多關卡之後，有個東西卻差點將這位冠軍擊垮，那就是現代的小麥。

二〇一〇年澳洲網球公開賽的半準決賽，看著喬科維奇與松加對打，很難不注意到，喬科維奇彷彿被什麼事情絆住了，無法在比賽中保持上風：這裡沒打好；那裡慢了千分之一秒；放棄轉身接一顆難接的球；在第四回合比賽中喊出傷停，看得出來他腹痛如絞，在幾個小時的掙扎後，最終輸了這場比賽。二〇一二年澳洲公開賽對決納達爾則呈現全然不同的光景：喬科維奇如行雲流水、自信、掌控比賽。簡單說，贏得太漂亮了。這樣的轉變如何可能成真？很簡單。喬科維奇摒除了阻撓他身心登上顛峰的障礙。與我們不斷被灌輸的傳統飲食建議反其道而行：他徹底停止食用「健康的全穀物」。

他因此在二〇一一年贏得了三座大滿貫賽冠軍，包括澳洲公開賽、溫布頓、美國公開賽，創下在連續十二個月的五十一場比賽中贏得五十場的驚人紀錄，並榮登世界男子網球排名第一的寶座。他的表現也讓其他頂尖選手驚豔，納達爾感動地推崇喬科維奇的球技「是我所見過，網球的最高境界」。

所有加工食品幾乎都有小麥，排除這項飲食中無所不在的成分，竟能使一位運動員表現大幅進步，充分發揮身心潛能。我過去多年來致力了解，現代的小麥，是由基因學家與農牧業推出的基因改造產品，有可能損害心智與體能的表現，使你無法展現天賦、能力與幹勁，無論在哪個領域。

我見過小麥驚人的影響。現代的小麥有可能破壞消化系統的健康，引起胃酸逆流、潰瘍性結腸炎，以及腹部的各種不適。它可能引起發炎（常見的關節僵硬與疼痛）以及自體免疫系統的狀況（類風溼性關節炎以及橋本氏甲狀腺炎）。也可能引發或使妄想症或精神分裂症等精神性疾病惡化，並引起衝動的行為，或者讓泛自閉症障礙的孩童出現學習障礙。小麥也會造成體重增加，特別是在腹部；它特別能刺激食慾，使得每天長時間訓練的運動員體重過重。它也會因為引發各種症狀而影響運動員的表現，導致意識模糊、疲倦、荷爾蒙失調，最終使得身心狀態如坐雲霄飛車般，隨時可能停擺。

二〇一〇年與松加的比賽——一場他知道該贏的比賽——驚醒了喬科維奇。

身為職業網球選手女兒的父親，我可以體會，要致力邁向世界網壇頂尖，過程中需要付出多麼龐大的精力與時間。企圖攀登心智與體能的高峰，自然要面對各種艱難險阻，一個飲食上的小失誤怎麼會成為成功的絆腳石？小麥製品一直十分普遍，在職業運動界亦然，但卻可能會破壞比賽、模糊專注力，讓世界冠軍也敗下陣來。

體育賽事邁向新紀元，在生活中全面改造自我也進入新時代，是時候拒絕「該攝取更多『健康全穀物』」的舊觀念了。喬科維奇的經驗與我所觀察的數十萬、甚至數百萬人的經驗吻合：在停止食用小麥製品之後，他們的健康跟人生表現都出現長足的進步。

像喬科維奇這樣知名、受到千萬粉絲敬重與信任的公眾人物，會選擇為這樣的議題發聲，讓人大感振奮。超乎常人的投入、辛勤的工作，且深知飲食是提升表現的關鍵，最終能夠達到驚人的成就，喬科維奇自己就是最佳的示範。

（本文作者為醫學博士，紐約時報暢銷書冠軍《麥肚子：減麥，減重，找回你的健康之道》，以及《麥肚子食譜》作者）

〔推薦序〕戰亂的砲火，是他未來成功的養分

甘思元

不管你喜不喜歡網球，或對喬科維奇認識有多少，我都極力推薦你看這本書。他在書中與大家分享的事，對你的身心都很重要，讓你受用不盡！而且，剛好六年前，我也用一樣的原則調整自己的身心，獲得很大的進步。書中談的心態、訓練、營養、保養四大方面的知識與觀念，幾乎就是我長期以來指導職業選手與一般人的運動健護內容，我能不大力推薦嗎？更何況，我有幸在二〇〇九年的美國公開賽與他有一面之緣。

以往，我們總認為只要運動就有助健康，但是卻有許多人因為「運動增進了健康」所以「更可以隨便亂吃」。殊不知，吃進去的東西有些時候正是我們身體過敏、不健康的元凶，即使做再多運動也改善不了身體的不適，最後可能用藥物來控制身體，迫使身體吃下更多的「毒物」，仍可能無法改善，變成惡性循環，導致身心俱創而仍不知其所以然！

適合自己的飲食，會讓你身心舒暢，運動表現會變好；不適合自己的飲食，會讓你容易疲憊、生病，降低運動表現。

什麼是適合自己的食物？什麼又是不適合自己的食物？這本書以喬科維奇的親身經驗，用淺顯易懂的文字，讓你輕易掌握促進身心健康的飲食之道，而且容易做到。真是太棒了！這些故事，不是硬邦邦的、大家都看不懂的專業名詞所組成的營養學，是他多年來對食物的「無知」而導致身心受折磨換來的經驗，真是「句句血淚」，更彌足珍貴。

另外，有關他談訓練的方式，我更是認為人人皆可學，這些動作結合了全身各個部位一起運動，有力量的穩定、關節的活動、肌肉的伸展，甚至力量與速度的結合，也是我教學中必教的內容。它的效果強大，值得人人練習。我甚至看過許多國家隊的選手都會做類似的訓練，動作雖然簡單，對身體的幫助卻很大。如果你沒有運動習慣，卻想從一些有效的運動著手，就可以考慮把喬科維奇教的這些訓練與伸展動作天天做一遍，我相信多練幾次，最後這些動作就可以做為你的熱身或緩和運動了。

其實，一直引領著這位網壇巨星邁向世界顛峰的，不只是他「吃對了」、「訓練對了」，而是喬科維奇他「想對了」（mindset），他從小就有堅定不移的信念，雖然戰亂一直圍繞在身邊，他卻將戰亂的砲火化為未來成功的養分，不因困頓而放棄自己，反而更堅定自己的目標，把每一次的挫敗與失望，變成下一次進步與自信的墊腳石。他的成功不是偶然，是必然。而他用對的想法帶領著他一層一層破繭而出的故事，更是每位心想「有為者亦若是」的讀者，值得效法與學習的人生態度。

（本文作者為力格運動健護中心創辦人，著有《你運動對了嗎？》《男人肌肉就要這樣練》等運動健護書籍）

〔推薦序〕搞定「阿基里斯腱」，發揮潛能零極限

許乃仁

早在二〇〇八年奪得澳洲公開賽之前，喬科維奇已向世人展現了極高的網球天賦和心智的競爭力。他是如此高大、敏捷、快速，頭腦靈敏，同時擁有不可思議的身體柔軟度和彈性。在他身上，我們看到了過去靈活的矮個子選手和現代巨砲長人優點的完美結合。他的崛起，也打破了網壇由費德勒和納達爾壟斷的局面，也將網球的體能極限拉高到一個嶄新層次！就某個層面來說，也重新定義了網球選手的運動能力。〇八年在墨爾本那場和費德勒的準決賽，更是他從一個優秀選手邁向大滿貫冠軍的重要分水嶺。

然而，就在成為大滿貫冠軍之後的兩年，喬科維奇並未再打出與他的天分等量齊觀的成績。或許你可以用調適期來解釋為何這兩年他未能再

拿到另一座大滿貫，同時我們也在一些報導中得知他有過敏體質的問題；然而，究竟實際情況如何，過敏是如何影響他在場上的表現，外界始終不得而知。我們看到的只是在一些重大比賽的關鍵時刻，喬科維奇顯然不對勁，但又找不出具體的原因，甚至還引起外界對他的一些負面批評。

追根究底，原來，一種存在於我們日常生活中隨處可見的食物中，一種看似再普通不過的小麥麩質，竟然對喬科維奇的身體和網球事業有如此重大的影響，這本書完全顛覆了我們對傳統所謂「健康穀類食品」的概念，同時詳細地描述了小麥麩質對我們的身體健康所造成的影響。

在解決了這個從小困擾他的「阿基里斯腱」之後，喬科維奇的網球事業才真正起飛！首先，他在二〇一〇年底帶領塞爾維亞登上台維斯盃冠軍，也為隔年的高峰做了預示。二〇一一年，喬科維奇不但囊括三座大滿貫頭銜，更連續在七場大賽的決賽中都打敗了素以體能、頑強意志力著稱的西班牙蠻牛納達爾！這真是一項了不起的卓越成就。特別是二〇一二年在墨爾本那場將近六個小時的決賽更是顛峰之作！你很難得看到在馬拉松式的體能耐力賽中，有人可以如此凌駕於蠻牛之上。而這一切，只因為喬科維奇與他的團隊做了一個簡單而重要的改變！

本書讓我們了解，要成為一位職業網球員極為不易，要成為頂尖選手更難！需要諸多主客觀因素配合。對網球的熱愛，讓他熬過艱辛的童年，同時也因為童年的經歷，他淬鍊出堅強的意志力，一般人可能很難想像現今做為一個頂尖選手所承受的身心壓力，背後的努力艱辛往往難為外人所知。這方面，喬科維奇在本書中與讀者分享了許多寶貴的心路歷程。

另外，他的成長過程本身就是一個刻苦成功的勵志故事。你不必是職業運動員，也能從他身上得到許多正向的激勵和啟發。在欣賞他的成功之路的同時，也明顯地讓人感受到他是被上帝所揀選的少數菁英；他在年少的時代便早早定下志向，將其與生俱來的天賦發揮得淋漓盡致，從這方面來說，他又是非常受到祝福的！成名後的喬科維奇也不忘回饋，他積極參與慈善活動，同時盡力去幫助弱勢的孩童！當然，也啟發了不少後進，成為當代的運動典範。

在這本書中我們也可以發現一個清楚而簡單的事實：職業選手要達到最頂級的境界，除了天生的才華，後天的努力堅持和機會的把握之外，更重要是背後家人的愛和團隊的支持，當然還有對於細節的掌握。以運動選手來說，那就是對於飲食作息和訓練方式的安排，以科學的方法找到最適合選手本身的方程式。在現代競爭激烈的網壇中，對於力量、速度和體能的要求更甚以往，唯有透過科學的訓練和均衡的飲食，才能讓選手發揮最大的戰力。

喬科維奇與他的團隊在這裡做了一個完美的示範，你我即使不是職業選手，也可以從本書中擷取靈感。我的意思是：每個人都應找出一直絆住自己的「阿基里斯腱」，不管是生理或心理上的，然後對症下藥，以期在工作和生活中，都能將自己潛能發揮到極限！這是讀這本書最大的收穫。在此也對喬科維奇和他的家人團隊致上最深的祝福，期望在未來，他能帶給我們更多的經典比賽和啟發！

（本文作者為FOX衛視體育台主播／網球解說員）

〔推薦序〕突破體能困境，達到身心靈最佳狀態

徐正賢

二〇一二年一月，筆者在澳洲公開賽的男單冠軍決賽現場，與一萬五千名觀眾一起見證了一場史詩般的戰役。進入決賽的兩位選手喬科維奇與納達爾，使出渾身解數，整場比賽展現了頑強的鬥志。過程中高潮迭起，勝利的契機也在球網的兩邊來回流動；數度看似某一方要贏得比賽時，球網的另一方總是可以力挽狂瀾，全場觀眾莫不屏氣凝神，緊盯每一分的變化。最後，喬科維奇在關鍵的第五盤，終於掌握了關鍵分數，經過五小時又五十三分鐘，擊敗了納達爾，拿下二〇一二年澳網冠軍王座。那場比賽，是網球進入公開時代以來耗時最久的一場大滿貫男單決賽，喬科維奇也藉由這場比賽，徹底改變了人們對他身體不佳、鬥志不足、經常退賽的質疑。而改變喬科維奇的，不是換教練，也不是換球拍，而是大部分

人最容易忽視的飲食方式。

事實上，在當今的運動競技賽事中，「運動科學」所扮演的角色越來越重要了。過去單純由技術教練主導的時代已經過去，取而代之的，是教練團隊的概念，團隊成員包括技術教練、體能教練、運動傷害防護員、營養師、心理醫師、醫師等等。教練團隊透過科學化的方式，提供運動員完整的規畫，以達到避免運動傷害，增進運動表現的目的。而從這本書中，我們可以充分體會到喬科維奇如何透過團隊的溝通與努力，找到自身在競技賽場面臨困境的真正原因，並且積極地尋求改善之道，最後終能提升運動表現。

另外，從這本書中，我們也看到了「知識」對於一個頂尖運動員的重要性。當一個運動員對於自身情境的了解越深，就越能夠理性的分析與思考自身的狀況，找到解決方案，並且用正確的態度面對競技賽事帶來的壓力。因此，頂尖運動員絕不可能是頭腦簡單、四肢發達，反而應該經常透過閱讀、討論與學習，來增加知識，才能在身、心、靈三方面達到成熟的境界。而這種成熟的境界，對於選手在運動競技場上的穩定性，扮演了關鍵性的角色。

如果你是運動員，相信透過閱讀這本書，能讓你對於如何成為一位全方位的頂尖運動員，有更完整地了解。同時，這本書也能夠幫助你的教練團隊，了解如何提出更完整的訓練規畫。如果你不是運動員，相信這本書可以讓你了解如何透過正確的飲食計畫，改善體質，提升生活品質與工作效率，擁有更富足的人生。

（本文作者為蓬勃運動事業有限公司執行長）

〔推薦序〕不是「人生勝利組」，也能成為贏家

彭薇霓

網球的世界，怎樣才算偉大？是大滿貫的數字，還是勝場的多寡？這些，都不足以形容喬科維奇所帶來的震撼；從最困難的世代中、在夾縫中求生存，是喬科維奇永遠值得停留在網壇歷史一頁的原因。

不管你是否關注網球，這個世代談到這項運動，你會想起誰？不外乎費德勒或是納達爾，兩人合計拿下三十座大滿貫冠軍；但更因為如此，能在這兩人之間戰出一條「血路」，喬科維奇的偉大就在於告訴世人，困境是由自己突破。

沒人能料想到他可以辦到此事——二〇一一年拿下單年三座大滿貫，同時單季拿到十座單打冠軍，開出整年七十勝六敗戰績，如果不是年末征戰勞累，或許這些數字會更恐怖。

這樣的成就對任何網球選手都很困難，身處在費德勒和納達爾並存的年代，更是天方夜譚。在二〇〇五年開始關心喬科維奇比賽時，一開始只是認為他的球風相當全面，且打法很吸引人，看好他未來能夠登上球王寶座。

喬科維奇是當今唯一能夠在任何場地劈腿救球的人，柔軟度可用天才來形容。他也沒有太大的弱點（正、反拍發揮平均），但當他真正希望邁向世界第一這個目標時，卻花了比預期更多的奮鬥。

除了必須打敗費德勒和納達爾，他還要一再的接受身體虛弱的考驗。曾經在拿手的澳網被打到吐（中暑），屢屢在比賽末盤崩盤，沒辦法維持穩定的高峰狀態，想要只拿天賦和費德勒、納達爾爭搶大滿貫，確實是異想天開。

為什麼喬科維奇會在二〇一一年「變身」，徹底向世人證明他也是「the ONE」，這本書的內容就是原因。或許談論健康及飲食調整不足為奇，但試想一位長年征戰網壇、背負諸多壓力的選手，下了球場仍必須時時刻刻不放鬆，提醒自己絕不碰會過敏的「麩質」食材，這種堅持需要多少毅力和忍耐？就不難欽佩他所下的功夫。

有人說過一句話，將「網球、娛樂、紳士」三者合而為一的，只有喬科維奇。

調皮又愛搞笑的他，或許讓外界有諸多誤解，認為他「不正經」。他會在賽末點突然發球上網嚇壞球迷，或在關鍵一分出現稀有的「觸網違例」而失去拿下法網冠軍的機會，又或者對上費德勒這般名將，能夠連續兩年在美網挽救兩個賽末點逆轉勝；反過來思考，喬科維奇是最貼近人心的巨星。

他會做出的反應都是最人性化的舉動，他不會面無表情裝鎮定，也不會被所謂風範束縛；他雖然會在比賽時怒吼，但一看到對手演出美技立刻拍手稱讚；輸掉比賽後擁抱得比誰都熱情，彷彿是他贏了一樣。

你感受不到他的巨星氣質，只因為他永遠是那個最純真的自己——在塞爾維亞戰亂時代出生，徬徨無助、靠著爸媽變賣家產輔助他登上世界舞台的小孩。他並不是「人生勝利組」，這一切是靠他的堅毅得來，喬科維奇不因贏球而有包袱，也不因輸球而慌張，他永遠是他。

在喬科維奇還沒找出他的過敏體質原因之前，我常替他的失利開脫：「或許要他和費德勒、納達爾競爭，真是人生最不公平的事。」但自從他證明不管誰在網子對面競爭，他都可能成為贏家之後，他告訴我們的真理是，別想著困境讓自己辦不到，要想著困境讓辦到的自己，更顯偉大。

（本文作者為聯合報記者）

序　章
從崩潰邊緣登上世界冠軍

過去，每當我朝著夢想邁出一大步，
就會被一股莫名的無力感絆住，
現在，我清楚感受到自己的改變，
我終於可以痛快贏一場。

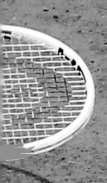

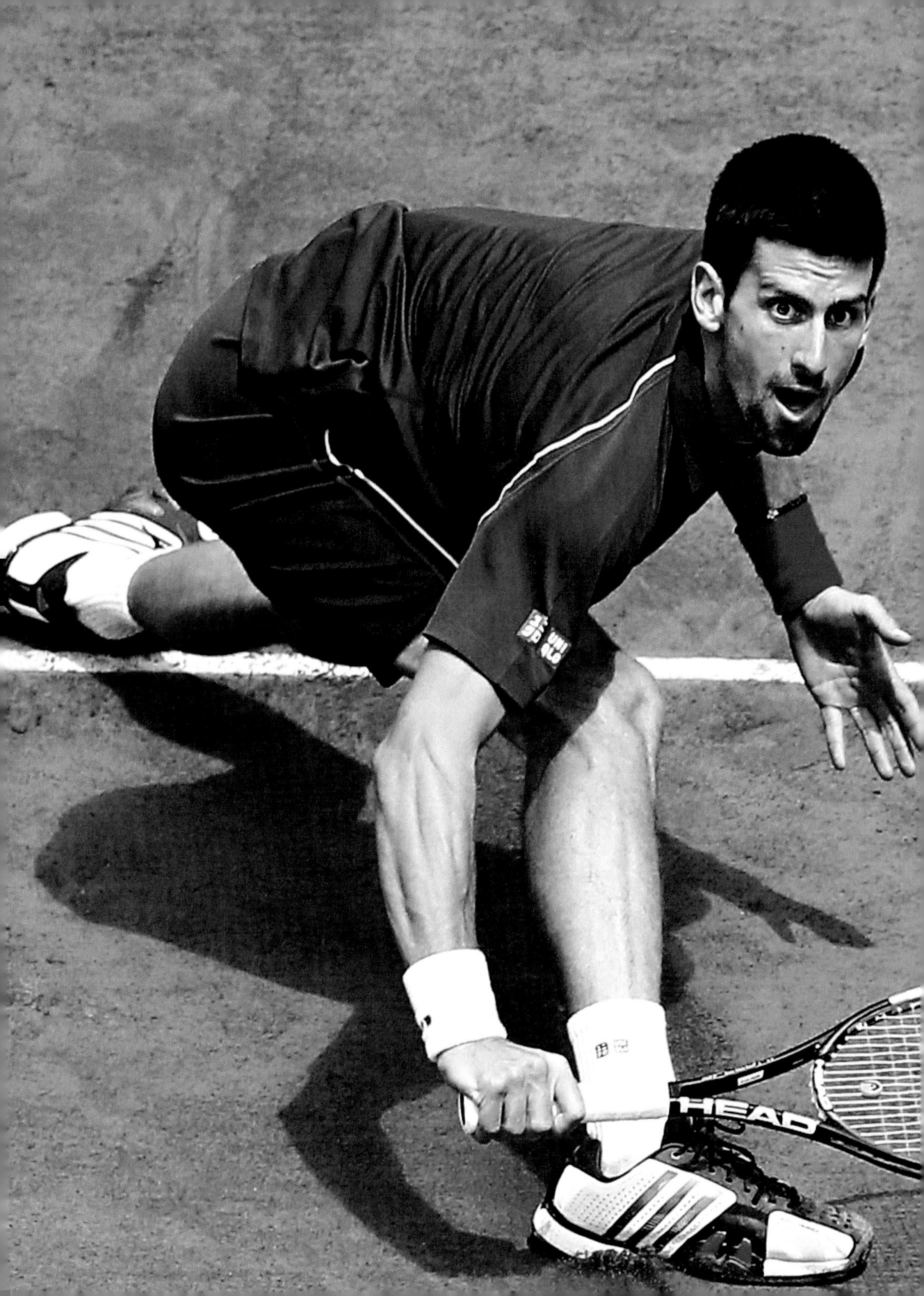
HEAD

就在我要登上頂峰的時候，卻跌到了谷底。那時我十九歲，還是一個來自戰亂頻仍國家的無名小子，一夕之間躍上職業網球舞台。我那時九連勝，即將在二〇〇六年克羅埃西亞公開賽（Croatia Open）的冠軍戰取得絕對領先。全場觀眾都挺我，我的團隊也在為我加油。

然而，他們的聲音我都聽不到。我只聽到自己腦海裡嗡嗡作響；只能感覺到疼痛。好像有東西捏住我的鼻子、鉗住我的胸口，雙腿被灌了水泥。

我看著網子那端的對手瓦林卡❶，看著坐在看台上的母親。突然之間，重力把我吸倒在球場的紅土上，我仰望著克羅埃西亞開闊的天空，胸口上下起伏。魔咒——無預警削弱我精力的神秘力量，再一次逼近。

不論我再怎麼用力，都呼吸不到空氣。

我父親史丹（Srdjan Djokovic）衝上球場，跟醫生一起搭我肩膀把我撐起來，拉我到場邊的椅子坐下。我抬頭看著母親，她在看台上哭泣，我心知肚明，這次比賽到此結束了，也許我一生的夢想也跟著結束了。

大多數人在六歲的時候，都還沒決定自己人生的目標，不過我已經決定了。早在十三年前，在塞爾維亞（Serbia）鄉間的偏遠山城科帕奧尼克

❶ Stanislas Wawrinka（1985-），瑞士男子職業網球選手，於2014年登上ATP單打世界排名第4。

（Kopaonik），坐在我父母披薩店的小小客廳裡，看著山普拉斯❷拿下溫布頓冠軍❸，我就知道：有一天冠軍會是我。

我從來沒打過網球，我認識的人也不打網球，網球在塞爾維亞是冷門運動，冷門程度大概跟擊劍差不多。在我家人居住的荒涼度假小鎮，倫敦可說遙不可及。然而就在那一刻，我知道自己最想要什麼：我想把溫布頓的冠軍杯高舉過頭、聽著滿場球迷歡呼，並且知道我成為世界第一。

父母親在我四歲的時候，買了一支彩虹色的球拍和幾顆威浮球（Wiffle），我可以自己玩上好幾個小時，把球擊向餐廳的牆壁。不過自從看見山普拉斯封王的那一刻起，我就知道自己要什麼。接下來的十三年，我人生中的每一天都用來達成目標。為我做出無數犧牲的家人；從一開始就挺我到底的朋友；我的防護員、教練和球迷，大家都同心協力，讓我盡可能朝畢生的夢想接近。

但是我身體有些問題、不健康、不強壯。有人稱之為過敏，有人稱之為氣喘，有人就說是體能不佳。但無論叫做什麼，都沒有人知道該如何解決。

這不是我第一次在大賽上昏倒。一年前，我的世界排名只有一五三

❷ Pete Sampras（1971-），美國前男子職業網球選手，於1993年起，連續6年獲得ATP單打世界排名第1。

❸ Wimbledon Championship，是網球運動中歷史最長、最具聲望的公開賽，賽事通常於6月底至7月初於倫敦溫布頓舉行，比賽場地為草地。

自從看見山普拉斯封王的那一刻起，
我就知道自己要什麼。
接下來的13年，
我人生中的每一天都用來達成目標。

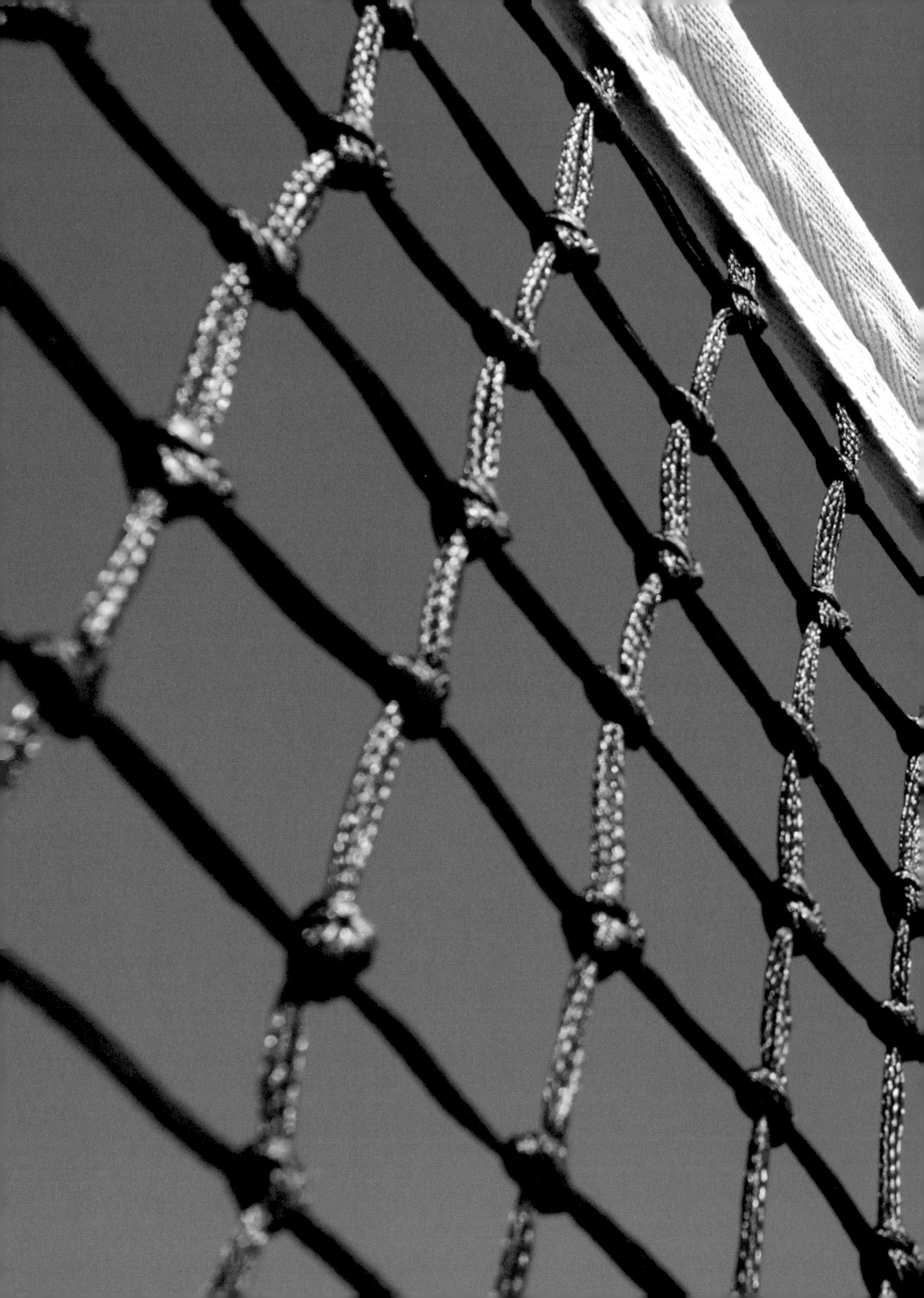

位，在法國網球公開賽❹首度出賽，就拿下第一盤，讓對手八號種子柯里亞❺嚇出一身冷汗。但到了第三盤，我的腿僵硬如石，無法動彈、無法呼吸，最終只好棄賽。柯里亞在賽後說：「顯然他已經疲勞了好一段時間，當人的身體狀況很好的時候，應該能夠在炎熱天氣下長時間比賽。」

三個月後，我首度參加美國網球公開賽❻，首輪對上蒙菲爾斯❼，結果直接暈倒在球場上。在高溫近攝氏三十度的潮濕天氣，我像一條擱淺的鯨魚，腹部朝上，躺在地上拚命喘氣，等防護員來。在四次尷尬的暫停過後，我勉強贏了比賽，但下場時還是被觀眾噓，而我體能不佳也成了比賽的焦點話題，孟菲爾斯建議：「也許他該做些改變。」

我做了種種努力。在當今職業網壇，不論球技水準、體能訓練或是心態，一絲絲改變足以造成很大差異。我勤練舉重；每天早上和下午練球；每天騎自行車或是連續跑步好幾小時，我的體能沒道理不好。我換了防護員，找尋新的訓練方案。我也換了教練，希望球技的進步能幫我擺脫魔咒。我動了鼻腔手術，希望可以讓呼吸更順暢。每一個改變都有一點點幫助，一季一季慢慢改善，我更強壯了一點，體能也更好了些。二〇〇七

❹ French Open，網球四大滿貫賽事之一，賽事在每年5月中至6月初於法國巴黎著名的羅蘭・加洛斯球場（Stade Roland-Garros）舉行，特色為紅土球場。

❺ Guillermo Coria（1982-），阿根廷前男子職業網球選手，曾於2004年登上ATP單打世界排名第4。

❻ US Open， 網球大滿貫四大賽事之一，通常在8月底至9月初舉行，場地位於紐約的USTA國家網球中心，場地為快速硬地。

❼ Gael Monfils（1986-），法國男子職業網球選手，曾於2011年登上ATP單打世界排名第7。

年，我成為費德勒❽和納達爾❾登上球王寶座之後，第二位同時擊敗過他們的球員。

然而，每當我朝著夢想邁出一大步，就會覺得好像有根繩子纏住我的身體，把我往回拉。職業網球是連續十一個月的漫長賽季，保持平穩表現的關鍵是，能夠在比賽與比賽之間的空檔迅速恢復。我在贏得一次賽會之後，在接下來的賽會意外崩盤；在贏得一場史詩般的漫長比賽之後，卻在下一輪中途退場。

或許我的問題不在生理，而在心理：我做了冥想、瑜伽，努力讓內心保持平靜。我像是上癮一樣訓練：每天十四小時，一心一意只想著提升心理和身體能力。而在這過程中，我成為世界排名前十名的選手。

但我有一個夢想，不只是要成為最頂尖的球員之一。世界上最頂尖的有兩位——費德勒和納達爾，對他們來說，我不過是個讓人驚鴻一瞥的程咬金，在戰況艱難時隨時可能退賽。他們是最上層的菁英，我則卡在低他們一層的地方。

我在二〇〇八年一月贏得我的第一個大滿貫賽冠軍——澳洲網球公開賽❿，這對我是一大突破。但一年後對上羅迪克⓫，我再次被迫退

❽ Roger Federer（1981-），瑞士男子職業網球選手，曾於2004年登上ATP單打世界排名第1，迄今保持連續週數最長紀錄。

❾ Rafael Nadal（1986-），西班牙男子職業網球選手，於2008年登上ATP單打世界排名第1，且曾獲2008年奧運金牌殊榮。

❿ Australian Open，網球四大滿貫賽事之一，賽事通常於每年1月最後兩個星期在澳洲墨爾本（Melbourne）的墨爾本公園舉行，場地為慢速硬地。

⓫ Andy Roddick（1982-），美國前男子職業網球選手，曾於2003及2004年獲得ATP單打世界排名第1。

賽。在爭取衛冕冠軍的路上，竟然半途而廢！我到底是怎麼回事？羅迪克拿我經常病倒來開玩笑：「抽筋、禽流感、炭疽病、SARS、普通傷風感冒。」即使是費德勒這個話不多、這麼有風度的人，都在接受記者採訪時批評我：「他這樣傷病纏身，我認為他是個笑話。」

我甚至在二〇〇九年底，把訓練營搬到阿布達比（Abu Dhabi），希望藉著波斯灣的酷熱，讓自己更有辦法面對在墨爾本舉辦的澳洲公開賽。也許讓自己更能適應酷熱，終究有辦法戰勝。

起先，看來我好像終於把一切問題搞定。二〇一〇年一月二十七日，我打進澳網的八強半準決賽，一路上輕騎過關。半準決賽的的對手是松加❶❷，他世界排名第十，我則排名第三。兩年之前，二十一歲的我在邁向第一個大滿貫賽冠軍的路上，就是在這同一個球場打敗他。這一天，我只需要有跟當時一樣好的表現。喔不，要更好。

松加身上有九十公斤的純肌肉，是網壇體型最高大、最強壯的球員之一，發球球速高達時速一四〇英里（約二二四公里）。當他把體重加到回球的力道上，球質非常「重」，有球速還會上旋，感覺好像可以把球拍直接從你手上敲掉。但同時他的動作又非常敏捷，可以滿場飛。那一天，他

❶❷ Jo-Wilfried Tsonga（1985-），法國男子職業網球選手，於2012年登上ATP單打世界排名第5。

穿著螢光黃的T恤，看上去就太陽一樣大、一樣無情。經過折磨人的搶七拉鋸，一個來回又一個來回，讓現場球迷的心一直懸著，最後他以七比六拿下第一盤。

不過到了第二盤，我那上癮般的瘋狂訓練終於開始發功，我以七比六拿下這盤，然後控制住他，讓他在底線兩端疲於奔命。單打比賽球場寬度是二十七英尺（八・二三公尺），我可以跟任何人一樣，完全守好這個距離。

我輕鬆拿下第三盤，六比一，我吃定他了。

結果，又來了。松加在第四盤先以一比○領先，那股無形的力量又攻來，我無法呼吸。他接著又拿下一局，我感覺有東西跑到喉嚨，於是向主審裁判請求一個上廁暫停（toilet break）。我不想讓對手看到我快要吐的樣子。

我衝進更衣室，衝進一間廁所，馬上跪下了來。我抱住馬桶的一側，胃在痙攣，覺得好像把所有力量都給吐了出來。

等我走回到場上，已經是完全不同的人了。

身體垮了，心理跟著垮

松加很清楚我的身體出了狀況，不斷用強勢發球主導局面，把我在場上調過來、調過去，就像是他的玩具。我感覺到，球迷開始轉向支持他，他的發球也似乎比之前快、更重——也許我是速度變慢、力氣變弱，感覺就像在跟一個巨人對戰。他不只一次瞄準我的左腳，我的腳像被釘在硬地球場的藍色地板上，一動也不能動。他以六比三搶下第四盤。

第五盤才一開始，球場中所有人顯然都已經知道比賽結果。松加三比一領先，我的發球局，〇比四〇。我打出職業生涯的最低點，這是個破發點，在很多方面來說都是。

我必須發出一記完美的發球，讓他失去平衡，拿回主控權。我如果要有一絲反擊的機會，就必須發出我這輩子幾十萬次發球之中，最好的一次。拍、拍，把球拋向空中。我努力讓肢體伸展到極致，但我整個胸部感到壓迫。彷彿我揮的是雷神索爾的錘子，不是網球拍。

我的身體垮了。

一發失誤。

我的心理垮了。

拍、拍、發球……

雙發失誤。

這局，松加贏。

老天保佑，球賽乾淨俐落結束了，就像行刑。在中場握手致意後，他手舞足蹈繞著球場，要觀眾一起歡呼，全身充滿電力和能量。我，油盡燈枯。十七年來每天不間斷的練習，但我並不覺得自己的身心強度，足以和最頂尖的球員站在同一個球場上。

我有球技、有天分，也有鬥志。我擁有資源去嘗試世界上各種各樣的心理和身體訓練，接觸到全球最好的醫師。真正阻撓我的，是我完全沒有料想過的事情。我的訓練和練習都是對的。

但，飲食出了差錯。

溫布頓球場的草

我的職業生涯低點，就在二〇一〇年一月二十七日那個雙發失誤。

不過到了二〇一一年七月——短短十八個月後，我已經完全改變。我瘦了五公斤，比以前強壯，是從小到大最健康的時候，而且我達到了兩個人生目標：贏得溫布頓、登上世界網壇排名第一。當我眼看著納達爾最後一記反手拍，回球過長出界，把溫布頓冠軍獎杯拱手讓我，我又像是當年那個六歲的小男孩，那個一無所有、天真的想抓住不可能夢想的小男孩。

我躺在地上，然後起身雙手高舉向天。我蹲了下來，拔起一把溫布頓球場的草，吃了。

嘗起來好甜美，屬於我的甜美，我從沒嘗過這麼甜美的東西。

讓我在短短十八個月內，從非常優秀的球員，晉升為世界上最頂尖球員的，並不是新的訓練計畫，也不是因為換了新球拍、新的健身方式、新教練，更不是新的發球方法。

是新的飲食方式，幫助我減重，讓我保有意志力，並享有一輩子最健康的狀態。

我的人生改變了，是因為我開始為身體攝取對的食物，身體真正需要的東西。採取新飲食方式的前三個月，我就從八十二公斤減重到七十八公斤——家人和朋友甚至開始擔心我變得太瘦。不過我感覺比過去更清醒、更靈敏，也更有活力。我速度變快、柔軟度變好，能打到其他球員打不到的球，而我還是跟以前一樣強壯，意志也一樣堅強。我從不曾覺得累或喘不過氣，過敏減弱了、氣喘消失了，我的恐懼和疑慮也被信心所取代，而且近三年不曾重感冒。

有些體育記者將我的二〇一一賽季，稱為所有職業網球選手最偉大的單一賽季。我拿下十座冠軍、三座大滿貫、四十三場比賽連勝。唯一改變的，就是我吃的東西。

最令我驚訝的是，這些改變這麼容易做到、成效這麼顯著。我不過是幾天不攝取麩質——小麥中發現的一種蛋白質，身體立刻就覺得變好。我變輕、變快、頭腦更清醒、更有精神。兩週後我就清楚知道生活改變了。我還做了一些小調整，減少攝取糖和乳製品，我每天早晨起來的那一刻就可以清楚感受到，自己跟過去不同了。我跳下床，準備迎向這一天。我想應該把自己的經驗，與他人分享。

不是只有職業運動員才能運用本書列出的簡單營養調整方式，當然更不是只有職業網球選手，才能用以改善自己的身體、健康和人生觀。

事實上，我要與大家分享的不只是字面上的「飲」「食」，因為這表示各位會我說吃什麼就吃什麼，這樣沒有任何意義。大多數減肥計畫預

「必須」就不是一個好詞，你的身體和我的身體，是完全不同的機器。看看你的指尖：你的指紋跟世界上任何人都不一樣，證明你的身體也跟世界上任何人都不一樣。

設，每個人都適合同一套計畫，你「必須」吃某些食物，無論是二十七歲的網球選手、有兩個孩子的三十五歲母親，還是五十歲的執行副總裁。這很愚蠢。「必須」就不是一個好詞，你的身體和我的身體，是完全不同的機器。看看你的指尖：你的指紋跟世界上任何人都不一樣，證明你的身體也跟世界上任何人都不一樣。我不是要各位攝取對我身體最好的飲食，而是要告訴各位如何找到最適合你個人的專屬飲食。

小小改變，大大效果

如果你曾運動健身、控制體重，讓自己更有活力，那你應該已經深深體會：這真的很難。

我就是最好的例子。在我的職業生涯中，我幾乎每天都要打球三至五個小時，每年要跟最頂尖的網球好手對戰九十七場職業網球比賽。沒有比賽的日子，我還是會在球場練球三個多小時，另外到健身房健身九十分鐘、再做瑜伽或太極，而且如果行有餘力，還會再跑步、騎自行車或划獨木舟。然而，即使是這樣的訓練菜單，我動作還是很慢、容易喘，還有點超重。我的意思是，如果你認為靠運動就能克服一些的問題，最好三思。我每天至少訓練五個小時，每一天喔，但我體能還是不夠健碩。我身上多背著的四公斤，難道是因為運動量不夠？

不，我胖、慢、累，是因為我的飲食跟我們大多數人都一樣。我吃東西就像很典型的塞爾維亞人（和許多其他國家的人）——大量的義大利食物，比如披薩、義大利麵，尤其是麵包，還有每天至少好幾大盤的大分量肉類料理。在比賽當中，我會稍微吃一點糖果等含糖食品，以為這樣有助於我保持能量，而且我還覺得，我的訓練菜單應該讓我在每次路過餅乾盤的時候，都抓一把來吃。但我不知道，這種飲食方式會導致發炎反應（Inflammation）。基本上，你的身體如果遇到它不喜歡的食物，會用一些反應來告訴你：鼻塞、關節疼痛、腸抽筋。醫界認為，氣喘、關節炎、心臟疾病和老年癡呆症等等，都跟發炎反應有關。

想像你正拿著鐵鎚把釘子敲進木板，不小心搥到拇指。痛死了，對不對？拇指變得又紅又腫，很生氣，這就是發炎反應。好，再想像一下，這種發炎反應發生在你體內，在你看不到的地方。當身體不喜歡我們吃進去的食物，就是這種狀況。我在澳洲網球公開賽崩潰的時候，就是身體在說，我從身體裡面打擊著自己。

我必須學會聽身體說什麼。

當我學會了之後，一切都改變了。而且不只說我的網球生涯，我整個生活都改變了。這可以稱之為魔法——感覺真的就像變魔術一樣。但我不過是嘗試各種食物，從中找到真正適合我的，並將這些知識應用到日常飲食之中。

成果是：我清楚了解到哪些食物對我有害、哪些有益。這沒那麼難，我會告訴各位怎麼做（見第四章）。只要知道該吃哪些正確的食物、什麼時候吃、如何讓食物發揮最大益處，你就會有一個清楚概念，可以重塑自己的身體、自己的人生。

實際作法是，先將麩質從你的飲食中排除，維持兩個星期（再往下讀就會知道，這比想像中容易做到）。然後再去除飲食中多餘的糖和奶製品，同樣是兩個星期，看看你感覺如何（給大家一點提示：你會覺得很棒。）

但是，不是改吃不同東西就結束了，還要學會調整「吃的方式」。各位將學到如何讓食物真正契合身體的需要，在身體想攝取的時機，給它真正想攝取的食物。此外，運用正確的飲食，結合適當的壓力控制方法，將會提升身心功能，你會變得更輕鬆、更專注，更能掌握自己的生活。

事實上，真正推動我寫這本書的原因是，我知道自己可以讓大家學會改變，不只是身體，更是整個生活經驗——而且只要十四天。你早上醒來會感到更輕鬆、精力更充沛，並且開始從外表清楚看見差異。很快的你就可以學會聽身體的話、符合身體的需求，並且了解身體要你避開哪些食物。

要記得，你的身體告訴你的事情，跟我的身體告訴我的不一樣。人跟人不同——記不記得，我們每個人的指紋都不一樣？不過最重要的是，我們都可以做到傾聽。

在二〇一〇年一月的那一天，球評自以為知道我發生了什麼狀況：「他的氣喘又發作了。」然而，當我二發觸網造成雙發失誤、無法呼吸的時候，我根本不可能知道，自己遇到的完全不是那回事。

我從十三歲開始就常常覺得鼻塞，尤其是夜間。起床後都昏昏沉沉的，要花很長時間才會清醒，而且總是覺得累。即使一天練球三次，我還是覺得自己臃腫。

我有過敏，而且在天氣潮濕或花季時，過敏更嚴重。然而，我的狀況完全沒有道理可言，有時只要開始運動就會氣喘，打三小時的比賽卻又沒事，而且問題完全無法控制。我跟所有選手一樣拚命鍛鍊，然而一遇到大賽，面對最頂尖的球員，我有辦法讓自己安然度過前幾盤，然後崩潰。

但我不是憂鬱症、不是氣喘，也不是在戰況激烈時失常的運動員。我就是飲食方式錯誤。我的生活即將改變，有誰想得到，我職業生涯的最低點，結果竟是我最大的幸運？

就那麼巧，我家鄉塞爾維亞的營養學家切托耶維奇博士（Igor Cetojevic），剛好在他賽普勒斯（Cyprus）的家裡轉電視，看到我在澳網的那場比賽。他不是網球迷，不過他太太很愛看網球，要先生跟她一起好好看比賽。結果，看到我崩潰。

他知道這不是氣喘，而是其他方面出了問題。他推測，答案應該是食物。更具體來說，他推測我的呼吸問題是因為消化系統失衡，導致毒素在腸內累積。從將近一萬四千公里遠竟然有辦法診斷，真了不起。

切托耶維奇博士和我父親有共同的朋友——畢竟塞爾維亞是個小國。我在澳網那場恥辱一戰的六個月後，我們在克羅埃西亞的台維斯盃❶❸比賽期間見了面。切托耶維奇博士告訴我，他認為食物過敏不僅造成我的生

❶❸ Davis Cup，是國際網球總會（International Tennis Federation，ITF）主辦的國際男子職業網球團體賽事。

理失常，也影響了我的心理狀態。他說可以給我一些指引，有助於我建立真正適合的飲食方式——對我身體有益的正確飲食。他問了我的飲食、睡眠、作息，還有我的成長過程。

切托耶維奇博士跟我都是塞爾維亞人，切身了解我的童年是什麼樣子——我們家曾擁有過什麼、失去過什麼，還有必須千辛萬苦克服過什麼難關。像我這樣，在塞爾維亞長大的男孩，想成為網球球王？即使在最好的情況下，也不可能。

而當炸彈開始從天而降，這一切就更不可能了。

第1章
戰火中練球的小孩

科索沃戰爭阻擋不了我的網球路，
我會去找剛遭到北約空襲的地方，
心想如果昨天轟炸了某個地方，今天可能就不會來……

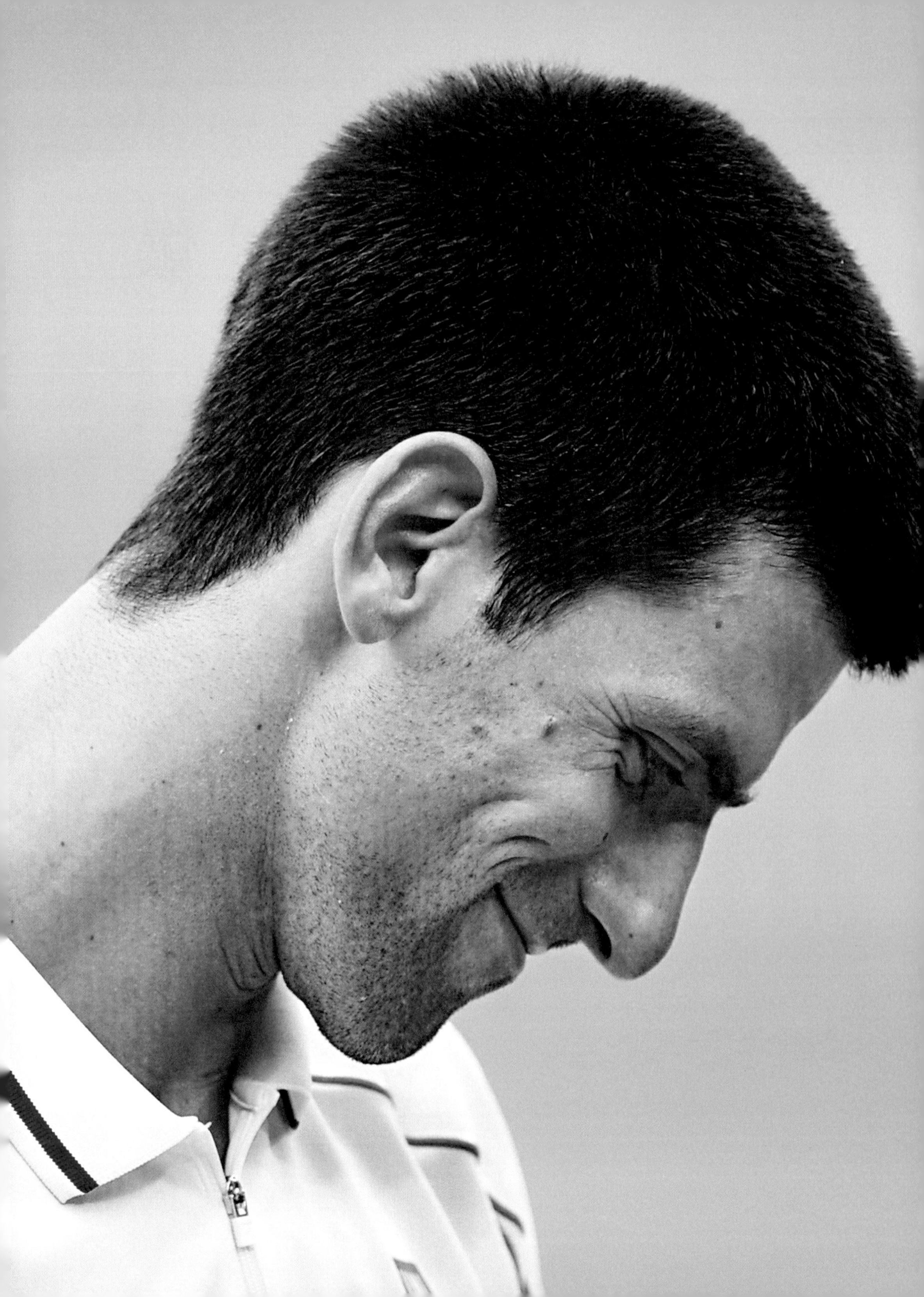

爆炸的巨響撼動了我的床，玻璃碎裂的聲音彷彿從四面八方將我包圍。我睜開眼，房子裡伸手不見五指，看到的其實跟沒睜開差不多。

又一次爆炸，空襲警報好像也被搖醒一樣，扯開嗓子大聲尖叫，警報聲讓不平靜的黑夜變得更加嘈雜。

我們就好像住在一個雪景球裡面，然後有人把這個球砸到地上。

「小諾❶！小諾！」父親大聲喊著我的小名，打從我還在學走路，家人就都這樣叫我。母親聽到爆炸聲從床上跳起來，喊道：「你弟弟……」結果她腳一滑跌了個倒栽蔥，一頭撞上暖氣，昏了過去，父親趕忙過去扶著她。可是，我兩個弟弟在哪裡？

那時候我十一歲，大弟馬可（Marko）八歲、小弟喬爾杰（Djordje）四歲，我是他們的大哥，自從北約部隊開始轟炸我的家鄉貝爾格勒（Belgrade），我就負責保護他們的安全❷。

我們完全沒料到會遇到轟炸。我小時候的塞爾維亞還在共產獨裁統治之下，一般民眾幾乎無從得知外界的狀況。的確有傳聞北約可能會發動攻擊，但沒人能確定消息是真是假。政府其實已經為轟炸預作因應，老百姓

❶ 小諾（Nole）是喬科維奇的小名，球迷也經常這樣喊他。

❷ 由於前南斯拉夫聯盟政府對科索沃境內實行種族歧視政策與武力鎮壓，1999年北約對其發動為期78天的大規模空襲。

卻都還被蒙在鼓裡。

不過，風聲還是傳開了，我們家跟貝爾格勒大多數家庭一樣，都想好了要怎麼避難。我姑姑家就在三百公尺外一間有防空洞的大樓，我們只要到得了那裡，就安全了。

頭上再次呼嘯過一聲尖哨，又一次爆炸震撼我們的房子。母親已經恢復意識，大家趕緊衝下樓，跑到沒有燈光的貝爾格勒街頭。城市一片漆黑，空襲警報又嗡嗡大作，我們幾乎看不到也聽不到。我爸媽把弟弟抱在懷裡，衝到黑漆漆的街上，我緊跟他們身後——直到我沒跟上。我的腳撞到東西，整個人向前跌到陰影裡。

我趴倒在人行道上，手和膝蓋都磨破皮。我赫然發現自己落單了，一個人趴在冰冷的水泥地上。

「媽媽！爸爸！」我哭喊著，但他們聽不到我。我看到他們的身影越來越小、越來越模糊，最後消失在夜色中。

然後事情就這麼發生了。有個聲音從我背後傳來，那聲音撕裂了天空，好像有把巨大的雪鏟把冰雪從雲上面刮下來。我仍然趴在地上，轉頭看著我們家。

一個鐵灰色的三角形從我們家屋頂爬出來，是一架F-117轟炸機。我驚恐地看著它巨大的金屬肚子，就在我頭上打開，拋下兩顆雷射導引導彈，瞄準我的家人、朋友、鄰居——我所認識的一切。

後來發生的事情，我永遠不會忘記。即使到了今天，巨大聲響還是會讓我充滿恐懼。

「你知道這是什麼運動嗎？」

在北約轟炸之前，我的童年很奇妙。每個人的童年都有奇妙之處，但我的好像特別受上天眷顧。我有幸在那一天看到山普拉斯贏得溫布頓冠軍，我立志追隨他的腳步。不僅如此，在同一年，我很幸運碰上一件不可思議的事情：政府決定在科帕奧尼克的一個小度假山莊，成立網球學校，正好就位於我父母開的「紅牛披薩店」對街。

科帕奧尼克是個滑雪小鎮，我家人都會在夏季從貝爾格勒到這裡避暑。我們算是體育世家，父親是滑雪選手，而我們全家都很愛足球。但是，這種平坦的綠色網球場，對我們卻是完全陌生的東西。

前面說過，我認識的人沒有一個打過網球，甚至沒有一個看過網球比賽，這項運動根本不受塞爾維亞人注意。因此，不論在任何地方蓋網球場，都已經是很不可思議的事，更何況就蓋在我過暑假地點的對街！冥冥中一定有某種力量的安排。

網球學校開始上課，我總會站在圍籬邊、手巴著鐵絲網，看學員練球好幾個小時。這種運動的打法和規則，讓我看呆了。最後，一位女士看我在這邊逗留好幾天，向我走了過來。她是網球學校的教練甘西琪❸，以前是職業網球選手，還曾教過莎莉絲❹。

她問我：「你知道這是什麼運動嗎？想不想打？你明天再來，讓你試試看。」

隔天我背著網球袋現身，一名職業球員所需要的裝備一應俱全：球拍、水瓶、捲好的大浴巾、替換的球衣、護腕還有網球，全都整整齊齊收好在裡面。

甘西琪問：「誰幫你打包的？」

這話真傷人，我帶著六歲小孩的滿滿自尊告訴她：「我。」

過沒幾天，甘西琪就開始叫我「金童」。她對我父母說：「這是我教過莎莉絲以來，見過最有天賦的孩子。」而且她把我的成長，視為她個人的

❸ Jelena Gencic（1936-2013），塞爾維亞裔女子網球及手球選手，自七〇年代轉任網球教練，訓練出許多知名球星。

❹ Monica Seles（1973-），生於前南斯拉夫的匈牙利裔美籍前女子職業網球選手，為第6位登上WTA（世界女子職業網球協會 ， Women's Tennis Association）單打世界排名第1的選手。

使命。

我每天放學都不去跟其他小孩子玩，直接趕回家練球。每天要練好幾百記正手拍、好幾百記反手拍，以及好幾百次發球，直到網球的基本動作變得像走路一樣自然。我向來不用父母盯，也從來不用教練囉唆。如果不想練球，沒人會逼我練。不過我永遠都想練。

甘西琪不只教我運動，還跟我家人合力提升我的智能發展。我們所處的環境不斷變化，出生時就在的共產主義已經搖搖欲墜。我父母了解，未來將會大大不同，所以一定要讓自己的孩子學習全世界的事。甘西琪要我聽古典音樂、讀詩（她最愛普希金❺），讓我可以保持平靜和專注。家人則要我學習語言，所以除了母語塞爾維亞文之外，我還學了英文、德文和義大利文。我的網球課程和生活課程合而為一，而我最想做的就是與甘西琪站在球場上，多認識這項運動、多認識我自己，以及多認識世界。過程中我一直專注於自己的夢想。我會拿各種各樣的杯子、碗或塑膠容器，當成是獎杯，然後站在鏡子前說：「小諾是世界第一！小諾是世界第一！」

我有企圖心、有機運，而且照甘西琪所說，我也有天分。我真的非常幸運。

❺ Aleksandr Pushkin（1799-1837），俄國最偉大的詩人，現代俄國文學代表。

沒多久，戰爭開打。

去剛空襲的地方練球

我看著那隱形轟炸機，從腹部生出兩顆飛彈，劃開我頭上的天空，把只有幾條街之遙的一棟建築直直切開——那棟建築是醫院。醫院立即爆炸起火，一層樓、一層樓，讓它看起來像個巨大的總滙三明治，中間夾著滿滿的火焰。

到現在還記得，空氣中那股混合了沙、灰塵和金屬的氣味，整個城市亮得像一顆熟透的橘子。這下子我終於看見遠處的父母身影，他們一邊閃躲一邊逃跑。我把自己從地上撐起來，在金紅色的光線下沿街逃命。我們跑到姑姑家，大家一起擠在水泥的防空洞。防空洞裡還有同一棟大樓其他住戶，大約有二十個家庭，大家全都帶著自己最有價值的財產、毛毯、食品和水，因為沒人知道得在那裡面躲多久。我聽到小孩的哭聲，我自己整晚渾身發抖沒有停過。

連續七八個晚上，我和家人跑到姑姑家的防空洞躲空襲。警報聲每晚八點響起，大家都會逃離自己家。我們會整晚聽到爆炸聲，飛機低空飛行時，還會有可怕的噪音，整個天空好像被撕裂了一樣。日子被無助感充滿了，能做的只有枯坐、等待、希望和祈禱。空襲通常是在夜間，能見度低的時候。這時候最讓人覺得無助，因為看不見任何東西，卻知道會發生什麼事。只能等待、等待，然後睡著，接著再被可怕的聲音喚醒。

不過戰爭並沒有阻擋我追求網球的路。在那段時間，我會和甘西琪在貝爾格勒找地方練球，她全力幫助我過正常的生活，即使是她妹妹被坍塌的牆壁壓到受了重傷，她仍然堅持幫我。我們會去找剛遭到空襲的地方，心想如果他們昨天轟炸了某個地方，可能今天就不會來。我們在沒有球網的地方練球、在破碎的水泥地上練球，我朋友伊凡諾維琪❻甚至得在廢棄游泳池中練球。有時候我們還大膽的悄悄溜回我們那邊的網球俱樂部「游擊隊」（Partizan）。

「游擊隊」位於一所軍事學校附近。而北約空襲的時候，當然會先鎖定軍事基地，以削弱我們的國防系統，所以「游擊隊」不是個適合消磨時間的地方。但我對網球的熱愛向來勝過一切，儘管面臨性命威脅，我還是覺得很安全。網球俱樂部成為我和練球同伴的心理出口，我們每天都練四、五個小時，甚至還在轟炸期間打了業餘比賽。可以在戰時打網球，帶

❻ Ana Ivanovic（1987-），塞爾維亞女子職業網球選手，曾於2008年登上WTA單打世界排名第1。

給我們非常多的快樂。

即使不知道自己能否從戰爭中倖存，我父母還是盡其所能讓生活看起來正常。父親到處想辦法借錢，讓我們可以過著原本熟悉的生活。我們被死亡威脅包圍，但他努力不讓我們知道，也不想讓我們知道家裡有多窮。母親非常堅強，一直設法張羅吃的，讓我們的童年生活過得無憂無慮。那時候一天通常只供電短短幾個小時，所以她必須在有電的時候趕緊做飯，在停電之前做完，讓我們有至少有三明治吃、有湯喝。

當然，生活發生如此重大的改變，我父母再怎麼想隱瞞，能做的也就這麼多了。每天早上都會出現新的彈坑、被焚燬的建築，還有一堆新的瓦礫，這些瓦礫都曾經是一個家、一輛車、一個生命。我的十二歲生日就是在「游擊隊」度過，父母唱著「祝你生日快樂……」的時候，歌聲被頭頂飛過的轟炸機轟隆聲給掩蓋了。

一帆風順的時候，放顆小石頭在鞋子裡

在戰爭初期，我們都活在恐懼之中。不過在連續轟炸的過程中，有些事情改變了——我、我家人、我的同胞，我們決定不再害怕。經歷了這

> 我們會去找剛遭到空襲的地方，
> 心想如果他們昨天轟炸了某個地方，可能今天就不會來。

麼多死亡、這麼多毀滅，我們不要再躲了。人一旦了解到自己其實無能為力，反而會感到釋懷。該來的還是會來，躲也躲不掉。

事實上，我的同胞們甚至開始拿這種荒謬的日子開玩笑。北約持續轟炸橫跨多瑙河的橋樑，所以有時你會看到一群人聚在橋邊，衣服上畫了靶心，要炸彈打過來。我還有個朋友，把頭髮染成靶心的樣子。

這些經驗成了我的人生教訓。真正接受自己的無力感，是一種令人難以置信的解放。每當我格外緊張、為某件事不開心或沮喪；每當我覺得自己忘了自己是誰，想得到超過自己應得的東西，我就會重新調整自己，回憶成長的過程，回想當時的狀況。這會讓人看清事情的本質，讓我記起自己真正重視的事情：**家庭**、**樂趣**、**快樂**、**幸福**、**愛**。

我人生中最重視的絕對是愛，我永遠在尋找愛，也努力提醒自己不能把愛視為理所當然。因為人生可能會在一瞬間徹底轉變。不管花了多少歲月找到愛，或許有如踏向外太空某個星球那麼久、那麼難，你都可能在瞬間失去愛。我們國家有一句話是這麼說的：當一帆風順的時候，放顆小石頭在鞋子裡，開始走路。一定要記得這點，因為人必須要知道別人面對的困難。畢竟，上天要我們來到這個世界，不是要我們獨善其身，而是要我們團結，向彼此學習，然後努力讓這個世界變得更好。

在戰爭中長大，讓我學會另一個重要的教訓：一定要保持開放的心，永遠尋找更新的方式。我們人民被政府掌控，使我們接觸不到外界的資訊。這造成的後果到今天依然持續。即使我們已經從戰爭中復原，卻還沒有從共產主義灌輸的心態中回復：我們只有一種思考、一種生活、一種飲食。網球以及我向甘西琪學到的東西，開拓了我的心，我決定要讓自己的心保持開放。二〇一三年春天，我在法網比賽期間，接到甘西琪去世的噩耗。雖然她走了，但是她教給我的一切永遠不會離開。

這就是為什麼在二〇一〇年，當一個頭髮花白、留著鬍子的瘦小陌生人來找我，告訴我一個瘋狂的故事，說在電視上看到我，還說知道如何幫助我，我竟然會當真。那位切托耶維奇博士告訴我的事情——不論是關於健康、生命，還是最重要的食物，大多會讓你吃驚到難以置信。不過，結果也會讓你大為驚喜。

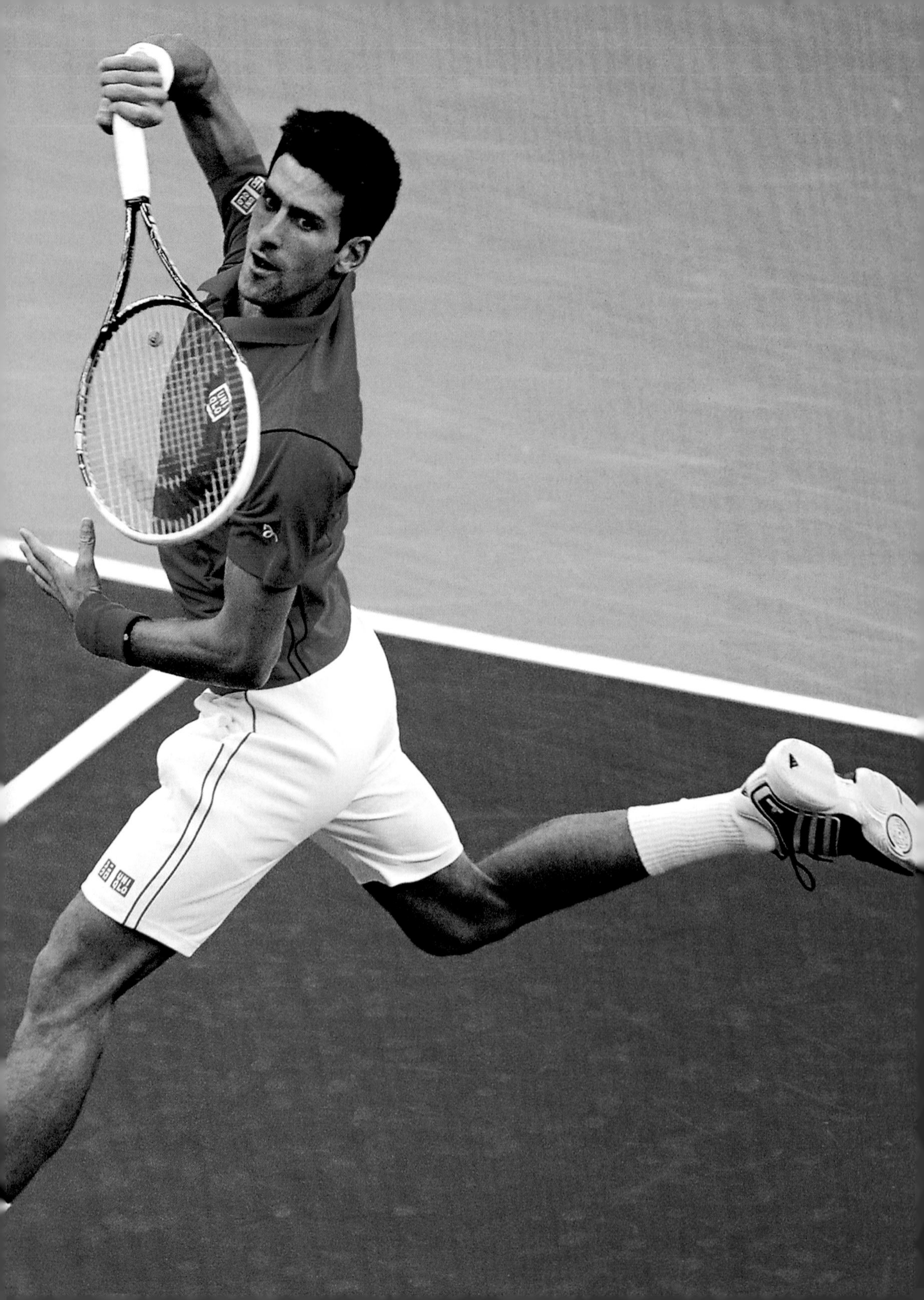

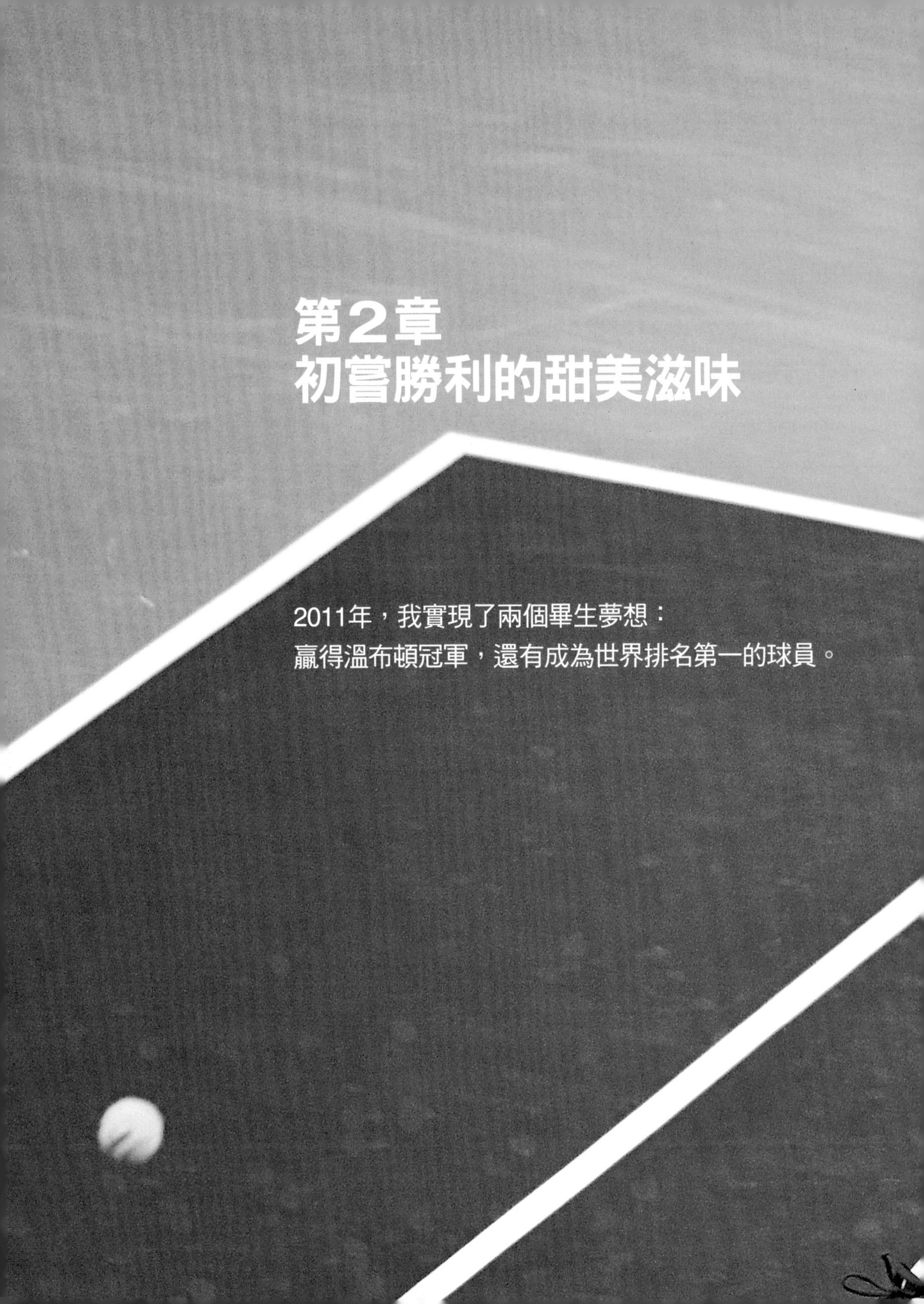

第2章
初嘗勝利的甜美滋味

2011年，我實現了兩個畢生夢想：
贏得溫布頓冠軍，還有成為世界排名第一的球員。

二〇一一年七月三日，全英俱樂部❶上空一片白，就像我們身上的溫布頓傳統白色球衣。雖然天空完全被雲覆蓋，氣象預報卻沒說會下雨。在這場比賽，我的第一次溫布頓冠軍決賽，球場的活動式屋頂會保持開啟。我小跑步踏上球場草地，身後跟著我的對手——尋求衛冕冠軍的納達爾。

這時離我在澳網崩盤已經十八個月，離切托耶維奇博士告訴我，崩盤原因可能是食物不耐症（food intolerance），也才不過短短一年。網球界所有人都已經知道，我突然莫名其妙脫胎換骨了。

世界男子職業網球協會（The Association of Tennis Professionals, ATP）的排名計算，是根據前十二個月的戰績，球員在一場巡迴賽中每晉級一輪，就會獲得相對應的輪次積分，在隔年的同一場巡迴賽之前必須力保這些積分。我從二〇一一年一月起，出賽五十一場，贏了五十場，期間更一度創下四十三場連勝紀錄，壓倒性的勝績讓我在擊敗松加，晉級溫布頓冠軍決賽的前一天，就已經確定登上那年的世界排名第一。我的勝利讓我成為七年半內，第一位名字不是費德勒或納達爾的世界第一。就在我改變飲食一年後，夢想即將實現。

❶ All England Club，位於英國倫敦溫布頓的私人運動俱樂部，是溫布頓網球錦標賽的場地。溫網規定選手需穿著白色球衣。

應該說，或許即將實現。我是世界排名第一的球員，帶著創紀錄的連勝戰績挺進決賽，而且這一年對上納達爾四戰全勝。所以當我們大步踏上溫布頓球場，大家都很清楚這場冠軍戰誰比較有贏面……

他。

沒錯，就是他。

雖然我排名較高，但是尋求衛冕冠軍的納達爾，頂著在全英俱樂部二十連勝的光環。他曾兩度贏得溫布頓冠軍，更重要的是，我們每次在大滿貫對戰，他都擊敗我。

所有專家也都看好他。馬克安諾❷在賽前就預測納達爾會贏，博格❸、凱許❹、韓曼❺，還有職業網壇所有叫得出名字的人，統統這麼看。我也許在帳面上是排名第一，但在所有人心中，我還是那個塞爾維亞來的笨小孩，只要在大比賽遇到艱難戰況，就會突然崩盤。當站在球網對面的人是納達爾，還有什麼事比這更困難。我在贏得溫布頓冠軍之前，從來沒有被真正認為是第一。

❷ John McEnroe（1959-），美國前男子職業網球選手，於1980年登上ATP單打世界排名第1，個性火爆，人稱「壞孩子」（bad boy）。

❸ Björn Borg（1956-），瑞典前男子職業網球選手，於1977年登上ATP單打世界排名第1，與馬克安諾被公認為網球史上最偉大的對手之一。

❹ Pat Cash（1965-），澳洲前男子職業網球選手，於1988年登上ATP單打世界排名第4。

❺ Tim Henman（1974-），英國前男子職業網球選手，於2002年登上ATP單打世界排名第4。

為了贏，我得賭一把

納達爾是巡迴賽中最強的球員，也是規矩最多的球員——就像一顆會神經抽搐、堅守迷信儀式的球。幾年前我在美國公開賽的觀眾面前模仿他，惹得他有點不高興。他在發球之前，一定要先把襪子高度拉到兩邊完全切齊。再來會拉拉褲子臀部的位置，然後開始拍球，二十下、三十下，甚至五十下，直到球乖乖就範為止。我只要拉拉褲子，全場就知道我在學誰。另外，除非是在比賽進行中，否則他不會去踩球場的邊線，一定要先用右腳跨過，然後再跨左腳。

他透過這些儀式讓自己平靜，其實同時也在使對手分心。面對像他這樣的球員，你絕對不能分心。

不能分心的原因之一，是他威力強大的正拍。大多數網球選手的自然優勢都是對角正拍，當球員全力揮拍，把球拍帶過整個身體，將球擊向球場對角，能夠釋放出最大的力量。納達爾的正拍比誰都強勁，球速達到時速九十五英里（一五二公里）。

不過這還不算可怕。納達爾是左手持拍，更難對付。想像一下，如果是兩名右手持拍的球員對打，對角正拍擊出的球會朝著對手的正手方向。而納達爾這個左手球員，會將他時速九十五英里的強力正拍，擊往對手的反手方向。這表示他最強的球，正好打往大多數球員最弱的位置。

擲硬幣的時候，我緊張得像根木頭一樣杵在那兒，納達爾則像拳擊手一樣原地小跑步，這也是他的宗教儀式之一。這也許是為了保持身體熱度，也許是迷信，也可能是想用彈跳的胸肌嚇唬我。如果我有這樣的胸肌，也會沒事跳來跳去。

這次對戰納達爾，我設定的目標是不要犯非受迫性失誤❻，還有要讓球持續快速移動。過去我都會自己失誤，但這次的作戰計畫是要打得非常具侵略性，不給納達爾主導局面的機會。像他這樣的神力球員，通常會逼使對手守得比較深，因為來球速度飛快，一般球員都會退後，給自己多一絲反應時間。不過我的策略恰恰相反：我要貼近底線，縮短彼此的反應時間。我要用自己的速度和敏捷性跟他賭，讓我有辦法應付他最強的擊球，加快每一球來回的速度，讓他沒辦法主導節奏。如果我能掌握他擊球的力道，就能用同樣的速度回球，也就是借力使力，用納達爾的力量來對付他自己。

❻ Unforced Error，也叫「主動失誤」，指選手自身失誤造成回球下網或出界，與對手無關。

這是一種賭博，尤其是面對他那樣的正拍。不過，雖然納達爾有他的體能優勢，我也有我的優點。自從減去了多餘的體重，我柔軟度好得不得了，沒有幾個球員可以像我把身體延展到這種程度，即使是頂尖球員也不多見，而溫布頓的草地對於我這個優點特別有利。那時候大家已經都很熟悉，我有能力在球場上來回滑步——真的是從球場的一側滑到另一側，把身體彎到非常低的角度去回球。柔軟度讓我的防守範圍比一般球員更廣，我不需要像其他球員一樣那麼接近落球點——不管我必須伸展得多長，都可以有力的回球。為了獲勝，我必須爭取每一公釐。

巧克力，奪冠才敢吃一口

要成為世界排名第一，必須付出什麼樣的努力？

我每天早上起床會先喝一杯水，然後開始做二十分鐘伸展，有時會再做一下瑜伽或打太極。我的早餐經過精密設計，讓我的身體有能量面對這一天——每天早餐幾乎都一模一樣。接著我會在八點半左右和教練及物理治療師會合，然後他們時時刻刻跟我形影不離，盯著我吃的喝的每一樣東西，盯著我的每一個動作，直到我上床睡覺。他們一整年下來天天陪著我，無論是在五月的巴黎、八月的紐約，還是一月的澳洲。

我每天早上要跟陪練夥伴對打一個半小時，中間用溫水補充水分，還會吸幾口防護員為我特調的運動飲料，他會按照我每天的需要，仔細斟酌維生素、礦物質和電解質的量。然後我再做伸展、按摩，接著吃午飯——避開糖和蛋白質，只吃適合我的無麩質、無乳製品的碳水化合物。

再來就是重訓時間，用啞鈴或彈力繩操作一小時左右——每一組動作都要用高磅數彈力繩、低重量啞鈴做一遍，最多要做二十組動作。下午會喝一杯物理治療師調製的高蛋白飲料，含有萃取自豌豆的醫藥蛋白。接著再做一次伸展，然後是另一堂訓練課程，練球九十分鐘，看看發球和回球有沒有不順或動作跑掉的地方。然後再做第四次伸展，也可能再按摩一次。

到了這個時候，我已經連續訓練接近八個小時，還有一點時間參加公關活動，通常是記者會或小規模的慈善活動。然後就吃晚飯——高蛋白、沙拉、沒有碳水化合物、沒有甜點。之後我可能會看書一小時左右，通常是提升表現或心靈冥想方面的書籍，或者是寫日記。最後，上床睡覺。

這就是我「休假日」的樣子。

網球跟其他大多數運動項目不同，其實沒有所謂的「非球季」時間。我一年有十一個月必須做好準備，對戰全球最頂尖的球員，甚至可能是網球史上最強的球員❼。為了確保目前飲食最符合身體所需，我至少每六個月要驗血一次，檢查體內維生素和礦物質的含量高低，同時了解我的身體是否產生更大量的抗體；如果是，表示我可能正因為某種食物產生過敏反應。我有時會用生物回饋儀來檢測我的壓力高低。我的團隊跟著我繞著地球跑：經紀人亞塔迪（Edoardo Artaldi），讓我能按照時間表作息和保持理智；物理治療師艾馬諾維奇（Miljan Amanovic），掌管我的身體健康；教練瓦達（Marian Vajda）和助理教練維米奇（Dusan Vemic），讓我的球技不會退步；我的女友伊蓮娜・莉絲媞奇（Jelena Ristic），為我做飯、陪我受訓，讓我的生活保持穩定。我最親近的人大多是塞爾維亞人，大家都曾飽受戰爭蹂躪的驚恐，也很清楚我經過了多大困難，才能有現在的生活——以前這生活幾乎是不可能的。

一場巡迴賽下來，我可能必須在兩星期內打最多二十小時網球，而且是最高強度的競技。這場巡迴賽可能是在墨爾本、邁阿密或蒙地卡羅，在加州、克羅埃西亞或中國，跟下一場賽事之間也許只相隔幾天，我得從地

❼ 體育頻道 ESPN 在 2012 年問藍道（Ivan Lendl，叱吒八〇年代的網球明星），如果跟現在的球員對戰，他認為自己表現會如何，藍道笑說：「我會被重重修理，三兩下清潔溜溜。」雖是開玩笑，不過此話不假，要在今天的網壇打到頂尖排名，所需要的訓練精確度、球技水準和體能強度，跟 15 年以前可說有天壤之別。所有運動項目都在進化，只不過網球進化得比大多數運動快速。

球的一端飛到另一端。我生命中的每一天、每一刻，全部投入於讓自己保持在排名第一的位置。只能嚴格自我要求，沒有一絲鬆懈的空間。

要多麼自我要求？二〇一二年一月，我在澳網冠軍決賽中擊敗納達爾，比賽歷時五小時又五十三分鐘——這是澳網史上最長的一場比賽，也是網球職業化的「公開賽」年代（Open Era）以來，最長的大滿貫單打決賽。許多球評稱這場比賽為「史上最偉大的網球賽」。

贏得冠軍之後，我坐在墨爾本的更衣室裡，想做一件事情：吃一口巧克力。我從二〇一〇年夏天以來就沒吃過了。艾馬諾維奇拿了一根巧克力棒給我。我掰下一塊，小小的一塊，丟進嘴裡，讓它在我的舌頭上融化。我只准自己吃這麼多。

要當第一，就要付出這樣的代價。

高舉溫布頓冠軍杯

為了贏得二〇一一年的溫布頓冠軍杯，我不只必須自我要求，還必須用上過去二十年累積的每一分訓練和球技。我心裡充滿緊張——我們整個團隊都是。教練瓦達還在賽前跑步四十五分鐘，只為了燃燒掉一些緊張的

贏得冠軍之後，我坐在墨爾本的更衣室裡，想做一件事情：吃一口巧克力。
我從2010年夏天以來就沒吃過了。

能量。

比賽一開始是我的發球局，我每拿下一分，我們團隊就會跳起來叫好——我家人也跟他們一起，尤其是我兩個弟弟馬可和喬爾杰，根本就坐不住。不過納達爾得分的時候，他的團隊文風不動、穩如泰山，就像坐在包廂裡的陪審團。我或許已經排名第一，但終究還是個新秀菜鳥。

第一局剛開始，納達爾就讓我見識到他銳不可當的正拍，同樣路線的兩顆子彈射向邊線，取得十五比三十領先。這給我很清楚的警示：我必須讓他持續大範圍跑動，他才沒辦法打出那種不可能的角度。到了第一盤中段，我四比三領先，緊貼底線的策略明顯奏效，我把納達爾來勢洶洶的正拍快速回給他，讓他陣腳大亂。納達爾不習慣有球員在跟他連續來回對抽之後，還能招架得住，不過我和他激烈對峙，以六比四拿下第一盤。

我發現納達爾開始感到不解，他的球依然快如閃電，可是他以為一定得分的球，我就是有辦法還擊。我在第二盤以二比〇領先，感覺現場觀眾開始轉而為我加油，其中很多觀眾曾說我排名第一是統計失誤。現在，就在這個網球界最大的舞台上，我感受到全世界終於了解，我是貨真價實的第一。第二盤我六比一輕鬆拿下。

到了這個層級的男單球員，很少有人可以在二比〇落後兩盤的情況下反敗為勝，可是納達爾就曾做到，而且在溫布頓就有兩次。球場上瀰漫一股大家心照不宣的疑問：喬科維奇會不會又崩盤？會不會「氣喘」發作、體力不濟、失去專注力？納達爾的發球，我到目前為止都還應付得不錯，但突然之間球好像又用更快的速度呼嘯襲來，他的正拍也更準確了。第三盤一比四，我雙發失誤，納達爾拿下這局，輪到他的發球局。現在他完全掌控局面，只發了四顆球就結束這一盤，六比一。我感覺觀眾的支持又回到納達爾身上，他們原本幫我這個新秀加油，可是納達爾要讓他們看見，誰才是真正的冠軍。

到了第四盤，氣勢還是在納達爾那邊，我第一局根本連一分都拿不到，很快就二比〇落後兩局。納達爾把我調得滿場跑，不過我還是有辦法打到他的回球，像滑板選手一樣在場上滑來滑去。我贏得第三局，稍微挫挫他的氣勢。我又贏了下一局，然後取得四比三領先，我開始看見可能發生的事。我再拿下一局，突然間，五比三了，我即將發球邁向溫布頓冠軍。

時候到了，我費盡一切努力想達到的目標，現在唾手可得，不過納達爾不會輕易把它讓給我。他一開始就取得領先，然後我們十五比十五平手，雙方陷入無窮無盡的對抽廝殺，我們把對方一次又一次逼向角落，現場觀眾都瘋狂了，直到納達爾正拍失手觸網。不過他馬上又用一記無情的正拍扣殺，追到三十比三十平手。

我們就這樣你來我往拉鋸了好一陣子，不過心裡有個聲音告訴我，必須改變這個底線對抽的情勢，要讓納達爾面對即將到來的現實。我發球，然後出其不意衝到網前，將他的回球殺向對角，拿下這分——發球上網！他想都沒想到。

他沒想到的還有這件事：喬科維奇的冠軍點。我發球，然後我們來回對抽。來了！納達爾在底線一記反拍，球還沒離開拍面，我就知道他回球過長。

我贏了！我躺到草地上，身體一碰到地面的那一刻，我又是那個六歲的孩子。不過這一次，獎杯不是塑膠的，這次是真的！

在過去二十四小時內，我實現了兩個畢生夢想：贏得溫布頓冠軍，還有成為世界排名第一的球員。

這幾天過得真是不錯，不過要不是我找到正確的飲食方式，這一切都不可能。

我躺到草地上，身體一碰到地面的那一刻，我又是那個6歲的孩子。
不過這一次，獎盃不是塑膠的，這次是真的！

第3章
撇開「這樣才對」心態，讓我逆轉勝

共黨統治下，只能有一種思考、一種生活、一種飲食。
大多數人都被恐懼牽著走。
網球開拓了我的眼界，讓我以開放的心態，放膽去改變。

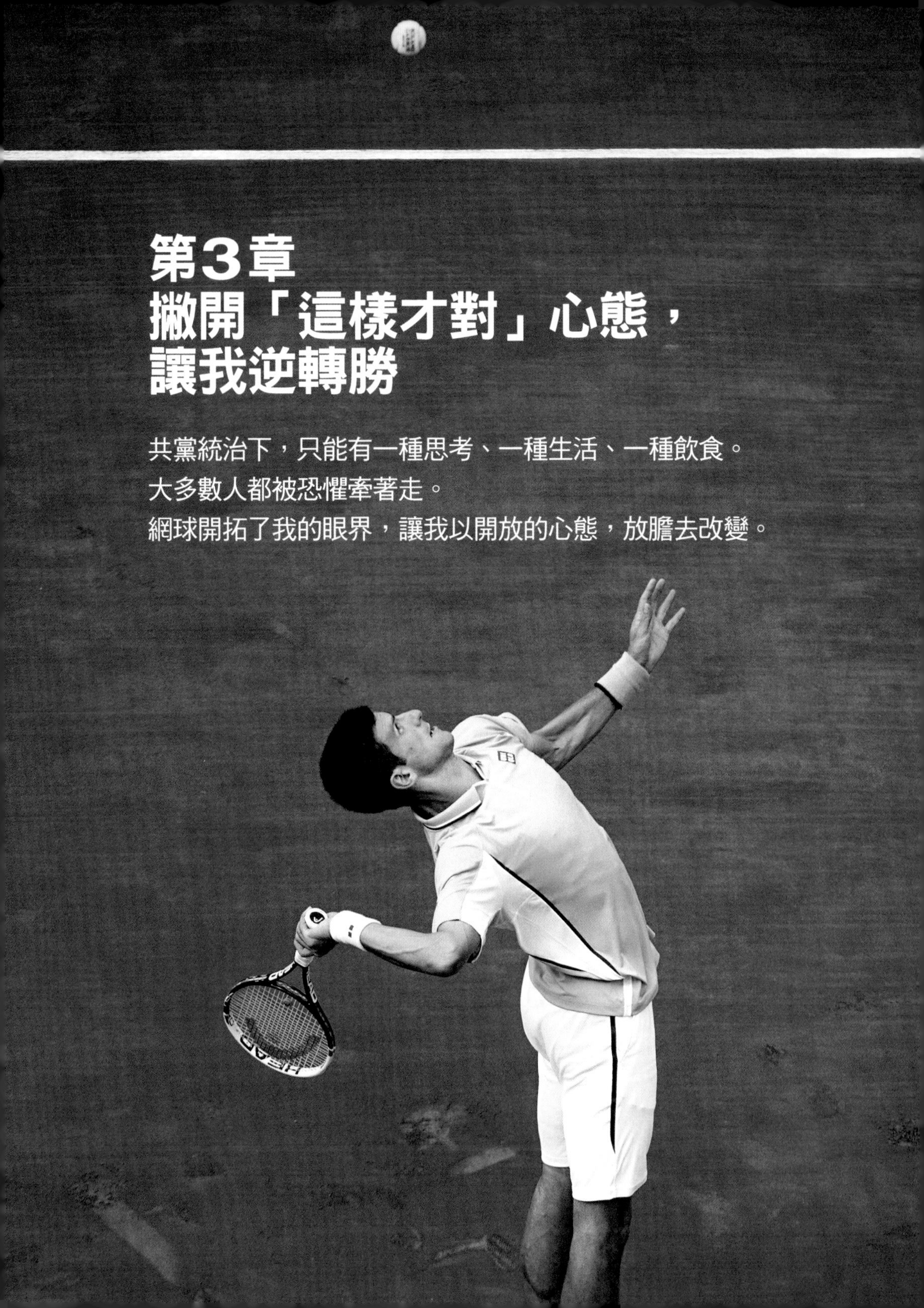

「這是一種測試，可以讓我們了解你是不是對特定食物過敏。」切托耶維奇博士這麼對我說。我們不是在醫院、不是在實驗室，也不是在博士的辦公室。他沒有抽血，我們身邊也沒有掃描裝置，或是嚇人的大型醫療儀器。當時是二〇一〇年七月的巡迴賽克羅埃西亞站，切托耶維奇博士正解釋給我聽，他認為他找到了我多次崩盤的原因，以及有哪些方法可以讓我的飲食、身體和人生獲得改善。然後他要我做一件非常奇怪的事情。

他要我把左手放在肚子上，然後右手臂向外平舉。

他把我的手臂往下壓，然後說：「手臂出力，抵抗我下壓的力量。」過不了多久，他停止動作說：「這就是你身體應該要有的正常反應。」

然後他拿了片麵包給我，是要我吃麵包嗎？

他笑說：「不是，把麵包壓在你肚子上，再把右手臂向外平舉。」他再次把我的手臂往下壓，同時告訴我，這個簡單試驗可以讓我知道，我是不是對麩質過敏，所謂麩質就是存在於穀類中的蛋白質，一般做麵包常用的小麥、大麥、黑麥裡都有。這試驗好像有點瞎。

沒想到，馬上就可以看出顯著的差別。把麵包壓在肚子上以後，我的

手臂很難抵抗切托耶維奇博士下壓的力量。我明顯變得沒力氣。❶

他說：「這就顯示你的身體正在抗拒麵包裡的小麥。」我從來沒聽說過「麩質不耐症」這個詞，不過我已經跨出了第一步，要去了解食物對我的人生扮演多麼重要的角色，以及過去以小麥為主的飲食，帶來多麼大的阻礙；還有，我有多少力量去改變。

（順帶一題，我發現這招很適合在派對上玩：叫賓客擺出同樣的姿勢——右手臂平舉、左手放在肚子上，然後測試他們的力量。再來請他們拿手機壓在肚子上，再測試一次。手機輻射線會造成身體的負面反應，讓手臂沒有力氣抵抗，就像遇到你過敏的食物一樣，這會讓你恍然大悟。下次要把手機放進褲子口袋的時候，你會再多考慮一下。）

切托耶維奇博士接著向我說明，還有其他更科學、更精確的方法，可以測試我對特定食物的過敏反應，其中最準確的就是酵素連結免疫吸附法（enzyme-linked immunosorbent assay, ELISA）。這是一種常用的血液檢驗，從藥物檢驗、瘧疾和HIV診斷，到食物過敏檢驗都適用（下一章會更有更多的介紹）。

ELISA可以讓我們確切了解自己身體對哪些食物過敏，最常見的

❶ 這項測試稱為「肌肉動力手臂測試」（kinesiological arm testing），自然療法師使用這項診斷工具已經有很長的歷史，在大衛・霍金斯（David R. Hawkins, M.D., Ph.D.）所著《心靈能量：藏在身體裡的大智慧》（*Power Versus Force*）書中有詳細介紹。

是對麩質、奶類、蛋類、豬肉、大豆和堅果。有些人會過敏的食物比較不尋常，或是會對意想不到的食物組合過敏，例如我的防護員艾馬諾維奇經過檢驗，發現他對鳳梨和蛋白過敏。只要知道自己對哪些食物過敏，幾乎就可以毫不費力的獲得巨大轉變（艾馬諾維奇光是排除這兩種食物，就在幾星期內瘦了四・五公斤）。

我拿到驗血報告的時候，檢驗結果讓我大吃一驚：我對小麥和乳製品高度過敏，還對番茄輕度過敏。

切托耶維奇博士說：「如果你希望自己的身體能有理想的反應，就不要再吃麵包、乳酪，還要少吃蕃茄。」

我回他說：「可是，博士……我爸媽是開披薩店的！」

跟舊食物說掰掰

過去三年來，我學到很多營養和人體的相關知識，但我從更早之前開始就開始追求新知。我一輩子都在尋求各種知識，不只是網球，還有跟身心運作有關的知識。

某種程度可能是因為，我被迫和知識隔絕了很久。

我是在一九八七年五月二十二日，出生於一個已經不存在的國家：共產時代的前南斯拉夫。如果你跟我家族一樣，經歷了好幾代的共產統治，你就會接受凡事只有一種作法。政府和社會都告訴你，穿衣服、工作、運動還有思考，統統只有一種方式。當然，吃東西的方式也只有一種。

成長於塞爾維亞的我們，飲食習慣非常傳統（我的國家在脫離南斯拉夫之後，回復到原本這個名字）。塞爾維亞的食物分量十足：大量的乳類、肉類，尤其還有大量的麵包。麵包是塞爾維亞傳統中很重要的一部分，比如在聖誕節常吃的cesnica（一種甜麵包），還有早餐吃的kifli（牛角麵包）和pogacice（一種糕點）。在戰時，麵包簡直就跟命一樣重要，好幾次都只剩麵包可以吃。我知道一家五口只有十歐元可以過日子是什麼光景，要買油、糖、麵粉，都是最便宜的東西，然後就是做麵包。一公斤麵包可以撐個三、四天。即使我家人從來沒有真正挨餓，可是有好幾個月，我們過著每天只供電和供水一、兩個小時的日子，是麵包讓我們撐過來的。

即使後來日子比較好過，麵包還是陪伴著我們。塞爾維亞鄰近義大利，飲食深受義大利的影響，所以我們如果不是吃麵包，就是吃義大利麵，還有披薩，尤其是我的家人。喬家披薩餐廳是我童年時家裡的主要收入來源，當然也是我最初在對街網球場起步的基地，是我人生旅程的開始。

換句話說，你可能很喜歡小麥、黑麥等穀物做成的傳統麵包、麵食和糕點，但是我敢保證，你絕對沒有我那麼愛。

很可能因為我小時候都是吃麵包和乳製品長大，讓身體對這些東西越來越過敏。人在年輕的時候，身體可以應付我們帶給它的很多挑戰。這是一種幸運，也是一種詛咒。年輕力壯的時候，我們還有辦法對抗不好的食物和壓力，不一定會因此生病或疲勞。但是年紀慢慢大了以後，如果飲食和生活習慣還是跟以前一樣，就會開始出問題。我們必須調整自己的飲食方式，這樣的改變並不難，而且效果非常驚人。

不再被恐懼牽著走

網球帶給我最大的禮物，不是名利，不是有機會靠自己熱愛的事物為生，甚至不是有機會鼓勵別人，尤其是我的塞爾維亞同胞。網球給我最大的禮物，就是可以四處遊歷。這讓我敞開心胸，一探其他文化的內涵。

前面說過，在共黨統治下成長，他們不會教你抱持開放態度，這是有原因的：**只要你心態不開放，就很容易操縱**。高層的人都會花很多心力，讓我們不去質疑他們要我們相信的事情。不論是共黨統治者，或是我們經常要面對的食品和製藥業者，那些高層都很清楚，大多數人都會被恐懼牽著走。

就算不在獨裁政權的統治下，也一樣會被恐懼操縱。這樣的操縱，存在於世界上每個國家。我們擔心自己擁有的東西不夠——不夠吃、不夠有錢或不夠安全。我們不斷工作、工作、工作，把速食和加工食品填進自己的肚子裡，因為我們都害怕自己比別人慢。然後身體開始抗議了，於是我們就去醫院看病，因為我們的胃有毛病、頭有毛病，背也有毛病。我們希望可以痊癒，吃下治療症狀的藥物，但藥其實只是將問題掩蓋起來。

我就是這樣過生活。我必須重新學習如何攝取食物，更要重新學習怎麼看待食物。

小時候，沒人教我其他文化是以哪些不同的方式看待食物。我不認識壽司、不認識中國菜，也不認識東方的飲食規畫——這是我現在營養計畫裡的一大關鍵。塞爾維亞文化之中有許多美好的事物，但長年的共黨統治，留給我們的是知識不足。經過多年的遊歷、學習、研究和接納，我了解不同文化之間存在差異，我們可以取各種文化中最好的觀念，應用到自己的人生。

舉例來說，中醫有一種生理時鐘的觀念，就帶給我很大的啟發——這就是說我們人體有每天固定的作息時間表，身體裡每一個器官也有其恢復的時段。根據中國的傳統，身體各個器官進行修復的順序大致是這樣：

中醫身體各器官進行修復的順序

- **肺：**凌晨三點到五點。很多人就算沒有抽菸，也很照顧自己的身體，但一早起床就會咳嗽，有些人認為這是因為我們在睡眠的時候，肺部一直在清除雜物。飲食不當會讓肺部更辛苦。
- **大腸：**早上五點到七點。一起床就要喝水，這點很重要，因為這段時間大腸正在運作，將毒素排出你的體外，而水分有助於整個排毒的過程。
- **胃：**早上七點到九點。這是最適合吃早餐的時間，因為這時你的胃運作得最好。
- **脾：**早上九點到十一點。

- **心**：早上十一點到下午一點。
- **小腸**：下午一點到三點。如果你讓身體接觸到不適合的食物，它就會在這段時間發出最強的信號。如果你下午感覺消化不良、疼痛或腹脹，就很可能表示你的身體對於你給它吃的某些食物過敏，必須認真檢視自己的飲食。
- **腎臟和膀胱**：下午三點到七點。傳統觀念認為，如果在這段時間感到疲倦或反應遲鈍，就表示你可能吃了太多身體會過敏的食物。下午應該要感到精力充沛，而不是準備午睡。
- **胰**：晚上七點到九點。胰控制胰島素，而血液中糖份的濃度就是由胰島素調節。飲食習慣不良可能引發身體特別想吃甜食，尤其是在這個時段。
- **血管和動脈**：晚上九點到十一點。
- **膽**、**肝**：晚上十一點到凌晨三點。睡眠問題是食物過敏的另一個跡象。如果在這個時段不容易入睡，有可能是因為肝臟正在很辛苦的幫身體排毒。

我們的器官會按照某種固定時間表運作，這觀念好像很荒謬，就像把食物放在肚子上測試一樣不可思議。但重要的不是你信不信，或者是否按照這些方法。**重要的是要保持開放態度**。我在書的一開頭就說過，我沒有要開任何處方，我不是醫生、也不是營養師，我只建議各位打開自己的心胸，嘗試這些不同的觀念，傾聽身體向你發出的信號。退一步，用比較寬廣的角度分析自己身體裡的狀況。保持客觀，只有你能知道哪些食物適合自己，只有你能翻譯自己身體想對你說的話。

十四天，就能逆轉人生

我在六歲的時候說，想成為世界排名第一，而奇妙的是，我的第一位教練甘西琪，很認真看待這件事。她還認為，要成為最頂尖的球員，就必須學更多東西，不只是網球。聽古典音樂、讀詩、深入思考人類處境——這是我童年所受訓練的一部分，父母親在家中這麼教我，甘西琪在球場上也是這麼教我。她不僅讓我的心態開放，還教我工具，讓我能夠維持開放的態度。我小時候之所以會持續探索太極、瑜珈等各種可能的訓練方式，並尋求新的專業知識，一部分就是因為她給我的教育。想要成為頂尖，所有的可能性我都不能放掉。

所以，當切托耶維奇博士來找我，提出一套很多人覺得牽強附會的理論，我卻能夠傾聽。在那個讓我震驚的離奇時刻，我的手臂沒力氣對抗他的施力，我當下就明白，放在肚子上的麵包就是關鍵。我已經準備好做出改變。

不過，要放棄麵包和其他含麩質的食物，實在有點可怕，那可是我最珍愛的食物，跟我的人生、家人、文化都密不可分。切托耶維奇博士解釋說，我不應該承諾永遠放棄麵包。就像那句老話，永遠是很長的時間。

「兩星期」他說：「你先十四天不要吃麵包，然後再打電話給我。」

一開始實在很難熬，我渴望麵包那種軟中帶Q、撫慰人心的感覺；我渴望脆脆的披薩餅皮、甜麵包卷，還有所有我知道含麥的食物，我從來都沒懷疑過這些東西（我在第四章列出一長串暗藏了麥的食物）。我在第一個星期，非常想吃這些食物，不過我每天都專注地要求自己。很幸運的，家人和朋友也支持我追求這個目標（雖然他們都覺得我瘋了）。不過隨著日子一天一天過去，我開始感覺自己不一樣了。我覺得自己變輕盈，也更有活力。跟了我十五年的晚上鼻塞症狀，也突然不見了。到了第一星期尾聲，我已經不再想吃麵包卷、餅乾和麵包，彷彿我一輩子的渴望奇蹟般消失了。第二個星期，我每天早上起床都覺得自己睡了這輩子最好的一場覺。我開始相信了。

這時候，切托耶維奇博士建議我吃一個貝果。

他解釋說，這才是真正的考驗。排除一種食物十四天之後，再回過頭吃它，看看狀況如何。結果很明顯，我將麩質放回飲食之中的一天後，我就覺得自己像是喝了一晚上的威士忌！我賴床賴了好久才有辦法下床，就像十幾歲的時候那樣，而且腦袋昏昏沉沉的，又開始鼻塞了。我覺得自己好像帶著宿醉醒來。

博士說：「這就是證據，你的身體就是用這些狀況來告訴你，它對這些東西過敏。」

從那一刻起，我下定決心，不管身體告訴我什麼，我都會聽。

第4章
這樣吃，拖累你的健康

無論在球場、職場、情場，每個人都想成功，
良心建議，從撇開偷偷破壞身心的壞食物開始。
只要去嘗試就行了。
對我來說，最糟糕的挫敗不是失敗本身，而是決定不去嘗試。

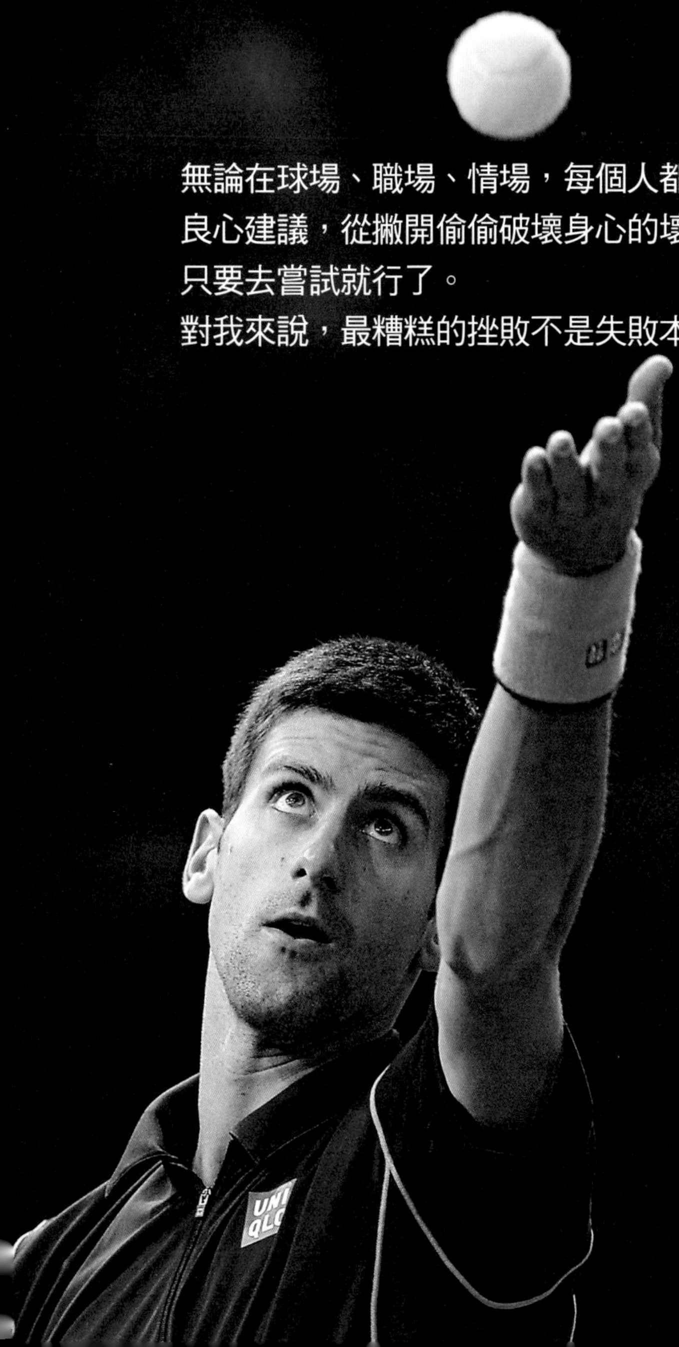

職業網球選手可以過相當不錯的生活，不過也可能很辛苦。網球跟籃球或足球等團隊運動非常不同，會令人非常孤獨、非常沮喪——不太像運動員，反而比較像音樂家。獲ATP列入排名的男子選手將近兩千名，其中很多人在開始的時候必須四處籌錢，以支應我們的網球生涯，還有支付一場巡迴賽到下一場的旅費，因為沒贏球就沒有收入。

不過，只要打出了一定的成績，生活就會變得很優渥。在過去，網球就像高爾夫一樣，主要靠訓練、球技和天賦，比較不強調體能訓練。山普拉斯和阿格西❶等人在生涯高峰時體能都很好，但他們比較著重球技，沒那麼重視飲食和健身。即使到了今天，在躋身世界前兩百名的球員當中，還是有很多人想吃什麼就吃什麼，除了在球場之外，其他時間都不太去想訓練的事情，並且盡情享受自己的成功，以及金錢可以買到的一切。只要你有天賦，又肯全力投入成為頂尖職業網球選手，就可以環遊世界、年收入百萬美元，過著非常舒適的生活。

不過當你擠進前四十名左右，情況就不一樣了。現在的網球選手都很專業，健身和營養都是基本的。頂尖球員發球的球速超過時速一三五英里（二一六公里），正拍經常達到時速八十英里（一二八公里）。像納達

❶ Andre Agassi（1970-），美國前男子職業網球選手，史上首位男子單打金滿貫得主。

爾、費德勒、松加和莫瑞❷這種頂尖種子球員，應該都比過去馳騁球場的網球選手更強壯、速度更快、體能更好。

我們就像精密儀器：只要某個地方出了一點小狀況——如果身體對我吃的食物產生不良反應，我就沒辦法發揮全力跟這些高手抗衡。

更重要的是，我也沒辦法當個理想的朋友、哥哥、兒子，或是我想成為的那個人。吃對食物不只帶給我良好的體能狀況，還帶給我耐心、專心和積極的心態。這讓我在球場上能全力表現，更讓我能全心和所愛的人相處，在人生的各個面向都能有最高水準的表現。我想你一定也希望，自己能有最高水準的發揮。

良心建議：先從改變你吃的東西開始。

食物敏感症／食物過敏檢測

醫師會運用多種方式來檢測食物過敏：

- **病史：**醫師會詢問病患的飲食習慣，藉此判斷可能是哪些食物造成過敏。另外也可能會要病患寫詳細的飲食日記，記錄一段時間內食用的所有食物，包含水。

❷ Andy Murray（1987-），英國男子職業網球選手，曾於2009年登上ATP單打世界排名第2。

- **食物排除法：**醫師會依據病史和飲食狀況，要病患將可疑食物從日常菜單中排除。如果有正面結果，就表示可能找到了過敏食物。
- **皮膚針刺試驗**（Skin Prick Test）**：**這種方式相當常用，可檢測多種過敏原（環境、寵物、食物等）。醫生會用細小針筒，將潛在過敏原的萃取物注入病患背部或手臂的皮下。注射部位如果出現紅腫就表示為「陽性」，醫師會綜合檢測結果與過敏反應病史做出診斷。
- **ELISA抽血檢驗：**ELISA是針對病人體內物質所做的實驗室測試，常用來在檢測特定疾病（例如HIV病毒或B型肝炎）、藥物，當然還有食物過敏。以過敏來說，可以檢測出患者血液中食物抗體的高低（免疫球蛋白E，IgE）。
- **食物激發試驗**（Oral Food Challenge）**：**這是最準確的食物過敏檢測，不過也是最複雜、最花時間的一種。醫師會讓病患攝取可能的過敏食物，並觀察是否產生反應。這時的黃金標準是「雙盲試驗」，也就是醫師和病患都不知道食物樣本裡有哪些東西，讓雙方都不會產生偏見。

如果你懷疑自己可能有食物過敏，想要加以確認，可以請教醫生相關的檢測。

接下來兩章要跟大家談談：哪些食物讓我脫胎換骨、哪些食物我應該敬謝不敏，以及我在最適飲食中納入哪些食物。各位還會看見我吃什麼、怎麼吃。雖然不建議大家一卡路里不差的模仿我的飲食，但各位還是可以運用這些資訊，找出自己想了解的問題，並找到最適合自己的能量來源、飲食方法，以及最好的成果。各位可以運用我的經驗，以及書中提供的科學資訊，達成你需要的改變。

你只要嘗試就行了。對我來說，最糟糕的挫敗不是失敗本身，而是決定不去嘗試。

至於這一章的內容，我會面帶微笑對你說，我不是醫生或營養專家。顯然，我在研究方面得到一些專業協助，不過接下來要談的，是專家針對我的飲食問題所做的說明，他們改造了我的飲食、我的身體和我的人生。

麩質是個大麻煩

我們現在對麩質的了解比幾年前更深，有數百萬人也因此受惠，比以前更健康。麩質是存在於小麥、黑麥和大麥等穀物中的一種蛋白質，是讓小麥可以製成麵團的「膠水」，少了麩質，就沒辦法把披薩麵皮拋在空中

> 對我來說，最糟糕的挫敗不是失敗本身，而是決定不去嘗試。

旋轉，也沒辦法把派皮擀開。所有小麥製品都含有麩質，即使是健康的全麥食品也一樣。這表示我們所吃的食物當中，絕大部分都含有麩質。到底有哪些食物？好，我來舉幾個例子。

可能含有麩質的食物

- **麵包，這是一定的。**包括英式馬芬、漢堡麵包、墨西哥薄餅、卷餅，甚至是猶太硬麵餅（matzo）等未經發酵的麵包。
- **用麵粉做的各種麵條或義大利麵食。**也就是全麥麵、「菠菜」麵，或任何含小麥的麵食。
- **烘焙糕點。**如蛋糕、馬芬、甜甜圈、肉桂卷和派皮。
- **鹹餅乾、蝴蝶結餅乾和各種麵粉做的零食。**
- **早餐穀片。**甚至是看起來應該不含小麥製品的玉米片（可是其中真的有小麥），不論是小孩吃的甜味穀片還是大人吃的無糖「健康」穀片都一樣。
- **啤酒和麥芽釀製的酒精飲料。**還有些葡萄酒調酒是以含麥芽的酒為基酒，也有些伏特加是以小麥蒸餾製成。

上述食物同樣都只是一部分例子，事實上，已開發國家的人攝取大量碳水化合物，尤其是大量的穀物。你是不是經常看到麵包或穀片的包裝上標榜「全穀類」，告訴你這是一種健康的選擇？❸

何況，這些都還算是專家建議的健康飲食，再想想我們吃的各種充滿小麥的垃圾食品。如今我們所攝取的熱量當中，小麥就佔了二〇％，更糟糕的是，現在的基因改造小麥等穀物，似乎對我們的身體更不好。研究農業遺傳的科學家發現，基改小麥中的麩質，結構跟自然界中的統統不一樣（目前地球上食用的小麥幾乎都是基改小麥❹）。

前面說過，如果沒有抱持開放心態，就很容易受到操縱，相信凡事只有一種做法——在這裡就是指食品和藥品製造商，他們希望我們盡量多吃穀物。穀物的生產成本低廉，而且往往能獲得政府補助，所以食品業不斷灌輸我們小麥對健康有益的觀念，因為這樣最符合他們的利益。吃更多穀物就表示會吃出更多健康問題——肥胖、糖尿病、心臟問題；也就表示我們吃了「健康的」的穀類之後，還要搭配吃更多藥。食品製造商賺得更飽、藥品製造商賺得更多，我們則是病得更重。

❸ 美國農業部（USDA）發布的舊版「食物金字塔」詳列了各類食物的每日建議攝取份數，在總計26份之中，有將近半數（11份）是穀類。目前美國農業部改用「餐盤」來顯示我們應該吃多少食物，不過跟舊版相去不遠：餐盤裡有超過四分之三是由穀類、水果和蔬菜組成，留下水果和蔬菜，不過把穀類去掉！

❹ 威廉．戴維斯（William Davis, M.D.）所著的《麥肚子》（*Wheat Belly*），是探討基因改造小麥的權威性著作。戴維斯指出：「過去50年來，有數千種新品種（小麥）進入了人類的食物供應市場，卻沒有經過任何安全性檢測。」

這實在很可悲。在塞爾維亞遭到空襲的期間，麵包對我和我的同胞來說，是活下去的命脈，現在它卻偷走了我們的生活品質。

你的身體有多過敏？

那麼……麩質到底有什麼問題？其實問題還不少。

有些人的身體就是無法處理麩質，所造成的生理反應會相當嚴重，其中最嚴重的狀況是乳糜瀉（celiac disease），這是對麩質過敏完全爆發的現象。如果罹患乳糜瀉，一接觸到麩質就會引起小腸發炎反應——腹脹、絞痛、腹瀉、疲勞，也可能發生皮疹。吃進的食物中若含有麩質，還會讓腸子無法正常處理維生素和礦物質，所以乳糜瀉可能導致體重下降、貧血、骨質疏鬆和營養不良。

乳糜瀉被視為一種疾病，必須經過醫師的診斷和治療。這種疾病不一定是天生的，有可能在長大之後才發展出來。被診斷為乳糜瀉的患者，必須採取無麩質飲食，而且萬一不小心攝取到少量麩質，就可能引發連續數日的嚴重症狀（麩質可能隱藏在醬油等食物，以及焦糖色素等添加劑之中）。

❺《美國腸胃病學期刊》（*American Journal of Gastroenterology*）在 2012 年發表的一項研究，以超過 10 年的時間觀察近 300 名患者，發現確診的非乳糜瀉小麥過敏可以分為兩類：一類症狀與乳糜瀉相似，另一類比較接近一般的食物過敏，患者反應有疲勞、腹脹等狀況。無論哪一類，都應該要排除麩質。資料來源：*Am J Gastroenterol*. 2012 Dec;107(12):1898– 906; Non-celiac wheat sensitivity diagnosed by double-blind placebo-controlled challenge: exploring a new clinical entity. Carroccio A. et al.

不過有更多人像我一樣，特別對小麥製品中的麩質敏感。有多達五分之一的人可能有一定程度的麩質不耐症，這個數字很難精確計算，因為症狀可能輕微，也可能嚴重，而且經常是在吃下過敏食物幾個小時後才發作。（更何況，有多少人在受到麩質不耐症所苦時，剛好被人在克里特島的營養師，從電視上看到？）如果我們有二〇%的熱量是來自小麥，很可能大多數人在一生當中都經常受麩質過敏反應所苦，感覺臃腫、疲勞、虛弱，還以為日常生活本來就是這樣！❺

排除麩質可以讓人快速減輕體重、更有活力，甚至不再有過敏免疫系統反應。和麩質切割的好處，還不只是讓身體感覺更好而已。在澳網那一天，鬧脾氣的不僅是身體，還有我的大腦，我沒辦法集中注意力和控制情緒。這就是新飲食送我的秘密禮物：我的思考變清楚，心態也變積極。我相信你也會。❻

當不上世界第一，真的是披薩害的？

我家是開披薩餐廳的，店名叫「紅牛」，所以在成長過程當中，我有好幾年都是吃披薩過活，肚子一餓就隨手抓個一片來吃（或是三片）。在那時

❻ 相關研究顯示，乳糜瀉及麩質過敏除了會引起腸道反應，還會引發神經系統反應。發表於《神經學期刊》（*The Lancet Neurology*）的一項研究報告發現，麩質過敏可能造成程度不一的「神經功能缺損」。這說明了為什麼許多病患反應，在食用麥製品之後產生「腦霧」（brain fog）的狀況，而將麩質從飲食中排除之後，病患表示思慮清楚、注意力更集中，也更有活力。資料來源：*Lancet Neurol*. 2010 Mar;9(3):233– 5. doi: 10.1016/S1474-4422(09)70357-6. Gluten sensitivity: an emerging issue behind neurological impairment? Volta U. et al.

候看來，吃披薩是很合理的選擇，不只是因為方便，對訓練也有幫助。披薩的醬料裡有蕃茄，上面灑的乳酪含有鈣質和蛋白質，餅皮裡又有碳水化合物。問題來了：乳酪和餅皮。多年下來我吃了好多好多披薩，我懷疑是自己害自己對麩質和乳類過敏。

真是殘念，我家的披薩真的很好吃。

還好，結局很完美。家人看到了我採取新飲食的成效，所以在塞爾維亞開了連鎖的無麩質餐廳，餐廳名字當然就叫做：諾瓦克。

麩質藏在這些食物裡

像我這樣以身體體能為生的人，如果只是對豬肉或草莓等食物過敏，可能會覺得問題不大，因為我們一般不會每天吃火腿或草莓，而且這些食物也不常躲在其他食品的成分之中。不過，小麥就很會躲，就算我已經不吃麵包或麵條了，還是不能掉以輕心。因為對麩質過敏的人來說，最麻煩的問題就是含有小麥的食品實在太多，而且症狀可能要五個小時以上才會出現，所以如果你整天都沒有吃麵包、穀片、麵條，可能永遠不會聯想到，你傍晚七點感到腹脹和疲勞，兇手是午餐的凱撒沙拉和炸蝦（你猜對了：就是沙拉裡的麵包丁和裹在蝦肉上的麵包粉）。然而，現在扯你後腿的很可能正是小麥過敏。以下食物可能含有小麥製品，或是在生產過程中接觸到小麥製品，其中有些應該會讓你大吃一驚……

可能含有小麥的食物

- **含添加料的肉品：**如燻肉拼盤、肉糕、肉丸、熱狗、香腸、注入高湯的禽肉、仿海鮮（蟹肉棒、魚板等）。
- **某些蛋類和堅果製品：**素蛋粉、乾燥蛋製品、乾烤堅果和花生醬，都是可能夾帶麩質的嫌疑犯。
- **醃泡醬汁和調味料：**避開以水解蔬菜蛋白製成的食品，還要注意醃泡醬汁、味噌、醬油、墨西哥薄餅調味料，以及用奶油醬汁或肉汁烹調的食物。還有，看看你家蕃茄醬瓶子上的標籤——有些牌子的蕃茄醬含有麥芽醋，這是用大麥製成的。
- **某些乳製品：**避開巧克力牛奶、奶昔、優格冰淇淋、調味優格、乳酪抹醬還有乳酪醬。麥芽乳和麥芽乳粉是絕對要避免的。

- **加工乳酪：**請跳過加工乳酪，以及添加了植物膠、修飾澱粉或不明防腐劑的白乾酪（cottage cheese）和奶油乳酪（cream cheese）。
- **其他麵包和穀物：**要注意碎小麥（bulgur）、庫斯庫斯（couscous）、杜蘭麥（durum）、單粒小麥（einkorn）、二粒小麥（emmer）、法利那（farina）、粗全麥粉（graham flour）、卡姆小麥（kamut）、粗粒麥粉（semolina）、斯佩耳特小麥（spelt）、麥麩（wheat bran）、小麥胚芽（wheat germ），以及包含麥芽、麥芽調味、麥芽萃取物的大麥產品（不過蕎麥可以吃，雖然名字裡有個麥字，蕎麥是一種穀類）。
- **某些蔬果加工品：**速食餐廳的薯條（炸薯條的鍋子還會用來炸裹了麵粉的食品）、市售沙拉醬、水果餡料、焗烤馬鈴薯片、奶油蔬菜和油封蔬菜等，都可能含有麩質。還有一些水果乾的外面會裹一層麵粉。
- **素食產品：**如素漢堡、辣醬燴時蔬（vegetarian chili）、素香腸等，都可能含有麩質。
- **甜點：**有些冰淇淋（尤其是有餅乾脆片或布朗尼口味的）、糖霜、糖果和巧克力棒、棉花糖、蛋糕、餅乾、甜甜圈，可能會使用到小麥、黑麥或大麥。要注意含小麥粉的布丁、冰淇淋，或使用了含麩質穩定劑的雪酪、甜筒和甘草。

- **飲料：**避免即溶茶和即溶咖啡、咖啡代替品、巧克力飲品和熱可可粉。另外也要跳過啤酒、麥酒（ale）、拉格啤酒（lager）、麥芽飲料、穀類酒，還有含非乳製奶油代替品的飲料。
- **油炸肉類和海鮮：**略過一切有酥脆外皮的食物，從快餐店的炸雞，到豪華牛排館的鮮炸花枝圈都一樣。
- **意想不到的小地方：**焦糖色素、聖餐餅、有些信封塗膠、兒童黏土（我可不是要你吃這個！）、某些處方藥，還有口紅和潤唇膏等，都可能隱藏著麩質。

我知道，上面列出的這些禁忌食物，可能會讓你覺得麩質根本不可能避得掉，其實並不會，上面列出的大多數是經過加工的人工食品，真正的蛋、肉和新鮮蔬果都是沒問題的。而且你也不必永遠戒掉其他食物，我的建議是，先試試兩個星期。避免攝取麩質十四天，看看感覺如何。然後在第十五天吃一點麵包，觀察有什麼結果。各位在這一章後面會看到各種可食用的無麩質食物，我努力保持無麩質，攝取健康、均衡、充足的飲食，讓我的職業網球生涯充滿動能——何況我用餐的時間和地點，恐怕遠遠沒有你們自由。

你可以掌控自己的飲食和自己的人生，只要去嘗試就行了。

糖要聰明吃

我的朋友們注意到一件事，自從我改變飲食之後，情緒和精神也穩定了。我一直是個樂觀的人，不過過去兩年來，就算遇到了低潮——輸球，或是苦於我父親的嚴重喉嚨問題，也覺得狀況沒有想像中糟糕。我不再焦慮或注意力不集中，失望的時候也不再想要摔球拍（雖然我保留偶爾摔拍的權利，心中留有一把火總是好的）。

情緒和精力的穩定，一部分是因為排除了麩質造成的「腦霧」，一部分則是因為心神專注的練習，這個我會在後面幾章談到。不過第三項要素是，我讓血糖整天保持穩定，方法則是排除會造成血糖（葡萄糖）尖峰的食物。

排除會造成血糖升高和胰島素（調節葡萄糖的激素）尖峰的食物，可以從幾個方面改善你的健康。其一，你在一天之中有不會再有食前食後的血糖震盪，血糖震盪會造成嗜糖、暴食、「糖崩」❼。二，血糖穩定會讓你的身體不再儲存脂肪（體內葡萄糖過多時身體就會這麼做）。三，更容易攝取到高營養密度的食物，如蔬菜和瘦肉，因為你不再受制於狂野的食慾和飢餓感造成的沮喪。稍後會再詳細討論最後一項。

好，說到會促使胰島素飆高的食物，通常會想到的都是甜食：糖果、冰淇淋、蜂蜜或餅乾。沒錯，這些食物會讓你的血糖升高，並在你體內激起胰島素反應。不過，你知不知道還有哪些東西，會讓血糖飆得更快？

小麥，即使是全麥也一樣。

事情是這樣的：你吃下了高醣食物，可能是充滿糖份，或經過消化會轉化成血糖（葡萄糖）的食物。身體會想立刻將葡萄糖當作能量來使用，但是大多數人都不會立刻需要能量，因為他們並不需要在下個小時擊敗費德勒贏得獎杯。

好，問題來了：身體必須將糖份從血液中抽出來，因為血糖會侵蝕傷害身體組織（這就是為什麼血糖調節功能不佳的糖尿病患者，可能會失明、神經病變及心臟病）。所以身體會釋放出胰島激素，激發肝臟細胞和肌肉細胞，以及全身的脂肪細胞，將葡萄糖從你的血液中抽取出來，並加

❼ sugar crash，意即血糖掉到谷底導致情緒低落的狀況。

以儲存。

血糖越高，需要的胰島素就越多，也就會儲存越多脂肪。長期下來，這個惡性循環會造成體內的胰島素受器對胰島素的敏感度降低，使得胰腺必須分泌更多胰島素，這就是糖尿病的開始。在此同時，身體正將所有的脂肪儲存下來，其中大量儲存在重要器官或內臟等代謝中心內部和周圍。這就叫做內臟脂肪，這種組織會釋放毒素，造成這些攸關身體長期健康的重要部位產生發炎反應，侵襲和抑制肝臟與心臟的功能。

如果不吃會引起胰島素高峰的食物，血糖就會保持穩定，你就不會對甜食產生高低震盪的渴望。同時，食慾也會維持正常，因為你所吃的高蛋白、高纖、高營養食物，可以讓飽足感維持更久。你的身體就不會因為葡萄糖過剩而發炎、不會使胰臟過度分泌，還有不會儲存內臟脂肪。大腦也不會苦於體內能量高低震盪，你的身體就會健康而活力飽滿。你會感覺更好，有更多能量和動力可以邁向目標，讓身心的訓練都收到更好成效。

小麥製品有高升糖指數

要追蹤食物造成胰島素高峰的影響性，可以參考「升糖指數」。升糖指數的觀念發明於三十多年前，對於糖尿病患者非常重要，對於想控制身體胰島素反應的人，也有極大幫助。食物讓血糖上升（以及後續的胰島素反應）的速度越快，分數就越高，指數最低是〇（表示無胰島素反應），最高可超過一〇〇（褐皮馬鈴薯達到一一一）。不難想見，一旦指數超過五〇，就表示你吃了太多含糖食物。

令人驚訝的是，很多標榜為「健康」的食物，升糖指數都比一般認為不太健康的食物要高。尤其是小麥製品促使血糖飆高的速度，比一般常見的方糖還要快。

以下根據美國糖尿病學會（American Diabetes Association）及哈佛醫學院（Harvard Medical School）所發表的資料，比較幾種食物的升糖指數：

> 小麥製品促使血糖飆高的速度，比一般常見的方糖還要快。

小麥製品	
全麥麵包	71
即食麥片粥	74
果仁穀片	75
爆麥花	80
蝴蝶結麵包	83
披薩，烘烤餅皮搭配帕瑪森乳酪和蕃茄醬汁（喬家餐廳多年的招牌菜）	80

「含糖」食品	
蜂蜜	61
蔗糖	65
柳橙	40
罐頭水蜜桃	40
洋芋片	51
冰淇淋	57
可口可樂	63
士力架巧克力棒	51

可以看到，全麥麵包讓血糖上生的速度，幾乎比士力架快了五〇%！

為什麼？主要原因是身體消化碳水化合物的方式❽。小麥無論搭配麩質或升糖食物，都是地獄來的超強混雙組合，而你則是在球網的另一頭孤軍奮戰。只要將小麥從飲食中剔除，麩質的副作用就會消失，當然，你就可以減重，我認為這是因為消化和血糖控制都變好了。

❽ 小麥中最主要的碳水化合物——支鏈澱粉，被身體分解的速度和效率，高過其他種類的碳水化合物。雖然其他食物中也有支鏈澱粉，不過小麥的支鏈澱粉比其他種類的更容易分解，並轉換成葡萄糖。簡單來說，它就像是通往葡萄糖的特快車。

所有會使胰島素飆高的食物我一律避開，也就是說不只是小麥，還包括糖和含糖食品，如巧克力、軟性飲料等。這讓我的飲食非常簡單：蔬菜、豆子、白肉、魚還有水果。這些食物大部分都是天然的，沒有經過加工。你會發現，只要排除了小麥，以及小麥製成的升糖食物，要抗拒其他含糖食物就會容易得多。

那……如果把這些食物統統放棄，會怎樣？

假設你採取無麩質飲食兩個星期，會有什麼效果？這就要看小麥在你的飲食當中，扮演的角色有多重——記得，一般人攝取的熱量有二〇％來自小麥。你可能會產生一些戒斷症狀，必須好好控制自己兩個星期。不要跑到賣場拚命聞肉桂卷的香味，你會把自己折磨死。要提前規畫幾天後的菜單，這樣你才不會被飢餓感控制，因為沮喪而抓三明治來吃。

相信我，很快就可以看到回報，嗜吃的衝動也會很快過去。對我來說，要排除麩質，就像是要掙脫全身裹著的那件沉重濕毛毯。我體重減輕了，也覺得自己腳步更輕盈、更有爆發力，頭腦也清醒了。兩個星期之後，我一點也不想回到從前。

有時候你會不小心攝取到麩質，這時就可以真正看見，自己的身體開始抗拒這些食物。早上起床會覺得頭昏昏腦鈍鈍，就像宿醉一樣。這就是身體要讓你知道，它不再想要（或需要）這些食物。

請傾聽你身體的聲音。

活動量大的人和運動員，還要注意一件重要的事情，各位會在後文看到，我的飲食中還是有糖，不過是特定種類的糖——果糖，存在於水果和蜂蜜中的天然糖份。此外我會非常注意糖的攝取量。我在訓練或比賽時的目標，是要保持血糖穩定，比賽當中可不能讓血糖飆高。

建議各位，盡可能將糖從飲食中剔除。這其實很簡單：攝取的糖份愈少，胰島素就會分泌得越少，身體想儲存的脂肪也就越少。如果能夠多動，燃燒掉身體儲存的能量，那就更好了。

再說一次，要不要試個兩星期，看看感覺如何？

用天然食物代替乳製品補鈣

雖然我的ＥＬＩＳＡ檢驗顯示，我對麩質和乳類過敏，不過還是必須

> 盡可能將糖從飲食中剔除。
> 這其實很簡單：攝取的糖份越少，胰島素就會分泌得越少，身體想儲存的脂肪也就越少。

一一檢視我飲食中的每一項改變。我依照切托耶維奇博士的建議，先嘗試兩個星期不吃小麥，這改變了我的一生。我強烈感覺到自己變輕盈、變強壯，所以決定進行下一步驟——再將乳類從飲食中排除。

這下子真的讓我大吃一驚：體重很快就降下來，還搞得家人開始擔心。這樣我要怎麼保持足夠的能量？我難道不需要靠乳類獲取蛋白質？我又要怎麼拒絕披薩？

我願意向所有人推薦無麩質飲食的好處，就算沒有對麩質過敏，小麥造成的胰島素飆高對健康也非常不利。不過乳製品也值得試驗，因為有太多人患有乳糖不耐症。

乳糖不耐症相當常見，也就是消化系統無法分解乳糖這種在乳類食物當中的糖份。症狀一點都不好玩：腹脹、排氣、腸痙攣，有時還會嘔吐。如果已經排除麩質和升胰島素食物兩個星期，卻還是有上述症狀，可以試著排除乳類，先從牛奶、乳酪和冰淇淋開始。

要排除乳製品，必須注意一件事：不能吃乳製品的人，最重要的就是要攝取足夠的鈣質，讓自己的身體夠堅固（尤其是骨骼）。我不太喜歡吃鈣片等膳食補充品，比較偏好全食物和天然的營養來源。花椰菜和魚（如鮪魚和鮭魚）是很好鈣質替代來源，我就是靠這些獲取鈣質，我也很喜歡這些食物。鈣強化的牛奶替代品，如杏仁奶等，鈣質含量也非常高。

有些乳糖不耐症患者可以接受經過發酵的乳類製品，只要標籤上有「活性」的都算，發酵過程會降低食物中的乳糖含量。如果你就是屬於這類，要注意：優格就是活性食物很好的例子，但是很多優格添加的糖份太高，對你身體的壞處不亞於巧克力棒，購買前請詳閱標籤說明。

還有一點值得注意：乳類雖然是很好的蛋白質來源，卻不一定是「低醣」食物。乳類的排名雖然沒有糖果和可口可樂那麼前面，不過你知道嗎，八盎司的玻璃瓶裝低脂牛奶（約二二七公克），熱量有一〇二大卡，其中一半是來自糖份。

我再說一遍：一瓶低脂牛奶的熱量，有一半來自糖份。

你可能會問：「有這麼誇張，怎麼計算出來的？」是這樣算的：營養學家是根據食品中蛋白質、脂肪和碳水化合物的重量來計算熱量。每一公克蛋白質的熱量有四大卡，碳水化合物也一樣，而一公克脂肪則有九大卡。所以如果將蛋白質和碳水化合物的總重乘以四，再將脂肪的總重乘以九，就可以得出這項食物一份的熱量。按照這個公式，就可以依照食品上的標示，計算出一份當中有多少熱量是來自糖份。

我們現在就來算一下，根據美國農業部營養標示，一瓶低脂牛奶包含了多少熱量。

低脂牛奶的熱量

- **蛋白質：**八克，再乘以四，得出蛋白質的熱量是三十二大卡。
- **脂肪：**二克，再乘以九，得出脂肪的熱量是十八大卡。
- **碳水化合物：**十三克（來自糖份），再乘以四，得出糖份的熱量是五十二大卡。
- **總熱量：**一〇二大卡。

有一半的熱量來自糖份。我不是說你不能吃乳製品或喝牛奶，我是說我自己不能吃。這就要談到下一節，以及對任何健康飲食都很重要的觀念：適可而止。

乍看之下，好像沒剩什麼東西是可以吃的，不過其實還有很多新鮮、健康又美味的食物，有些要大量攝取，有些只要少量即可。各位很快就會發現，自己吃得比以前「好」，而且真正享受自己吃的東西。

讓食物當你的啦啦隊

人生在世，一切都要均衡和適度：食物、運動、工作、愛、性，一切的一切（好吧，或許性可以稍微放寬標準，不過你懂我意思）。

我以前聽過人家說過，食物界有「白色四煞」：白麵包、白糖、白鹽、白脂肪。這說法不完全正確，比方說，前面已經讓大家看到了，全麥麵包的害處其實跟白麵包一樣。不過，不論你是哪一種體型，最好的辦法就是這四種都要盡量迴避，就算偶爾小放縱一下，也要適可而止。

真的，我不管吃什麼食物都盡量做到適量，就算是好的食物也一樣。各位可以在下一章看到，我認為，怎麼吃、什麼時候吃，跟吃什麼一樣重要。不過我發現，不論我到哪裡，我都在找以下幾種食物：

肉、魚和蛋。當你將小麥和糖全都排除掉，這幾樣是很明顯的選擇。我喜歡雞肉、火雞和各種魚類，每天至少會吃一、兩次這些食物。如果去算各種料理肉類和魚類的方式，其實選擇就有好幾十種。我會吃一點紅肉，不過主要還是吃魚和禽肉，而且會盡量剔除掉脂肪的部位。

不論吃哪一種肉或魚，一定要吃品質最好的。以魚來說，就要挑野生的，不要養殖的。如果是肉，就要選草飼牛肉和放山雞。有太多研究顯示，越是天然的優良環境，越能夠養育出健康、營養的動物和魚類。

至於蛋類我吃的不多，因為我早上不會攝取太多蛋白質，各位從我在第五章列出的飲食計畫就可以看出來。不過在晚餐的時候，如果你不想煮肉類，蛋就是很健康的選擇。

低醣蔬菜。蔬菜是最主要的天然營養來源，可以提供人類所需的各種營養素，包括維生素、礦物質、纖維素、抗氧化物質。不過，不是所有蔬菜都生而平等。

有些蔬菜的澱粉和碳水化合物含量非常高——尤其是甜菜、馬鈴薯、防風草（parsnip）等根類蔬菜以及南瓜。我大部分的碳水化合物都盡量在白天攝取，以獲得最大能量，晚餐通常會避免吃這些蔬菜，因為我晚餐著重在蛋白質。不過葉莖類蔬菜，如沙拉用蔬菜、綠花椰菜、白花椰菜、四季豆和蘆筍，這些都是我說的「中性蔬菜」，因為含醣量不高，一天當中什麼時候都可以吃。

水果。我會吃水果，不過會控制吃的量，不讓糖份超量。同樣的，如果要攝取糖份，水果所含的天然果糖是比較好的。此外，水果還可以提供營養素。我特別愛吃各種莓果，不過只吃少量。

穀類（無麩質）。我最常吃的是藜麥、蕎麥、糙米、燕麥。藜麥和蕎麥做的無麩質麵食很好吃。

堅果和種子。最好吃生的，不要烤過。這些食物讓我在訓練過程中保持充沛的能量，可以提供蛋白質、纖維質和不飽和脂肪，又不會增加身體負擔。我喜歡吃杏仁、核桃、花生（對了，花生不能吃生的）、葵花子、南瓜子、巴西堅果和開心果。

健康油品。我只吃橄欖油、椰子油、酪梨油，如果有的話也會吃亞麻籽油。

豆類。我喜歡吃鷹嘴豆（鷹嘴豆泥的主要成分）和扁豆。黑豆和敏豆也不錯，含豐富纖維素和營養素。不要吃罐裝豆類，這些食品鹽含量過高，對身體健康有害。

調味料。關鍵是要避免含糖極量高的番茄醬和烤肉醬等調味品。黃芥末、辣根、醋、辣椒醬和日本芥末都很好吃。另外別忘了莎莎醬，尤其是自己做的。

香草和香料。族繁不及備載。用香草和香料做出的飯菜好吃的不得了，你不會想念桌子上的麵包籃。

以上大略介紹我都吃些什麼。至於怎麼吃、為什麼吃，則是我追求卓越事業和人生的重要部分，我會在下一章說明給你們聽。

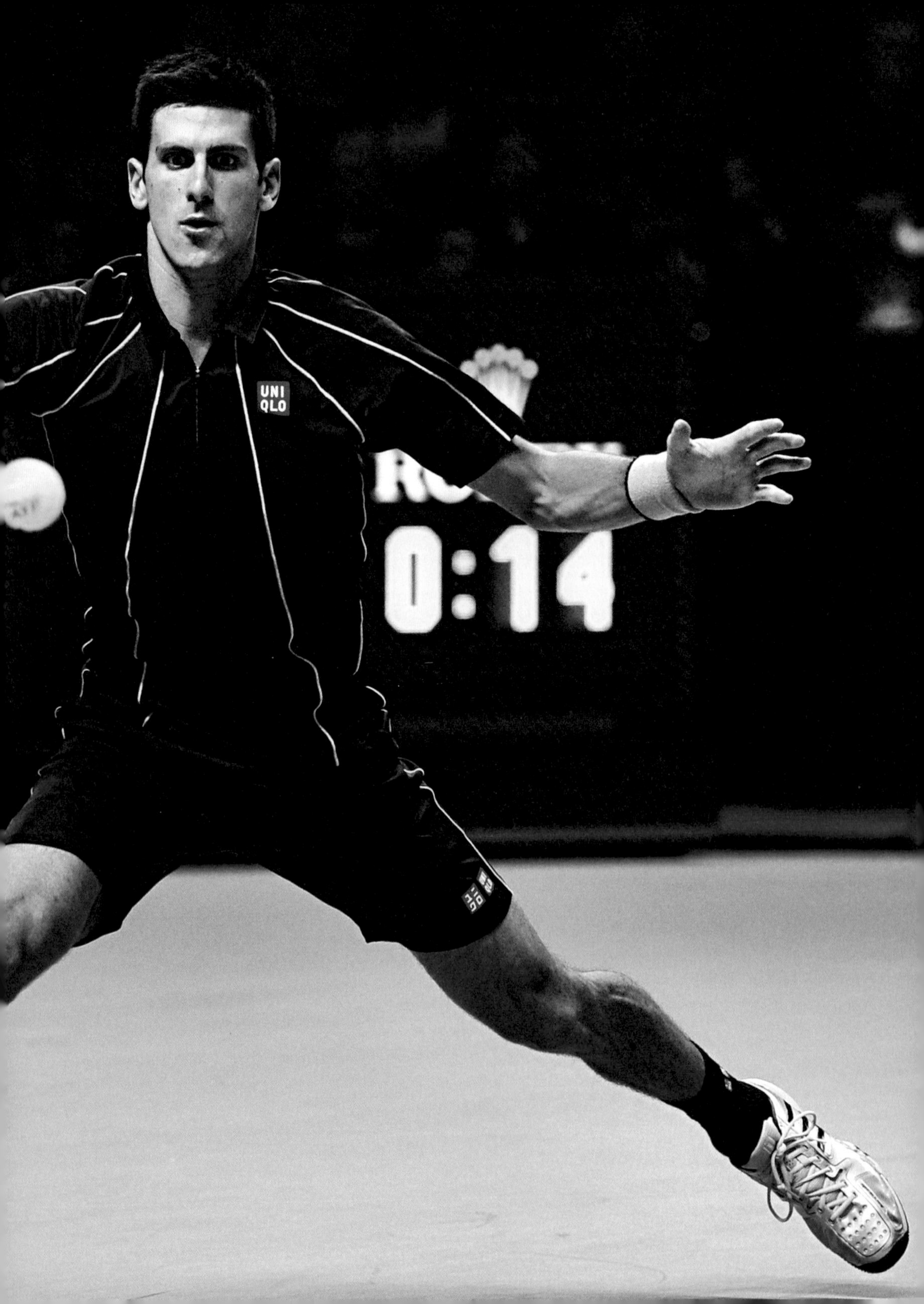
UNI
QLO
0:14

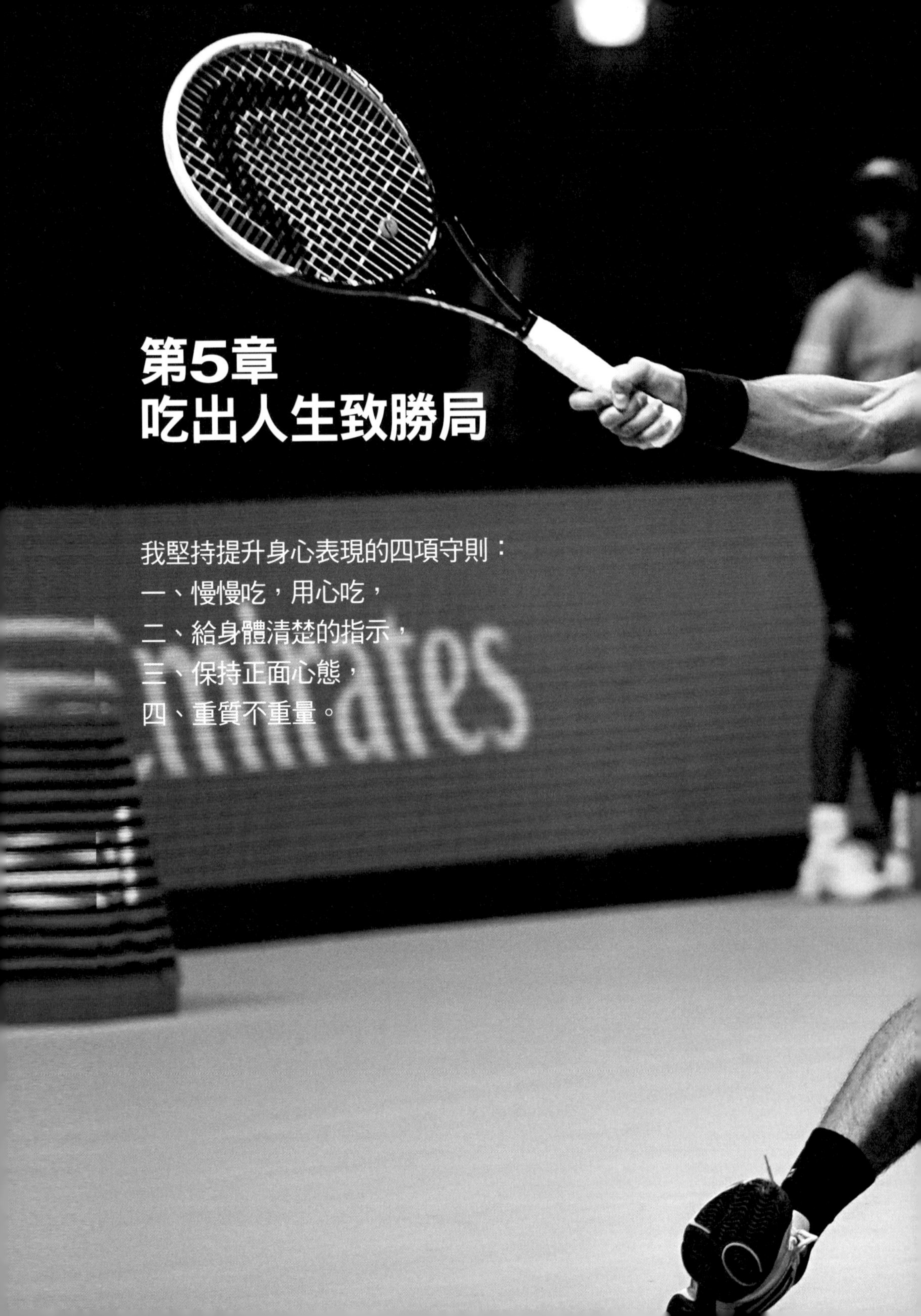

第5章
吃出人生致勝局

我堅持提升身心表現的四項守則：
一、慢慢吃，用心吃，
二、給身體清楚的指示，
三、保持正面心態，
四、重質不重量。

「食物就是資訊。」如果能記住這句話，它會改變你的飲食方式。

食物就是資訊，可以看出你的身體運作方式。想知道我真正的飲食秘訣，就不要問我「吃什麼」，而應該問我「怎麼吃」。因為我認為，吃進嘴裡的東西，只是故事的前半。

故事的後半是，食物怎麼跟我的身體溝通，我的身體又怎麼跟食物溝通。我希望自己的身體和所吃進去的食物，可以盡快有效的合而為一，不要有意外驚喜和副作用。

我家鄉有句話說：「活力從口而入。」你每天所吃的食物，都會讓身體產生某種改變，食物會對身體說話，並且影響、引導身體。如果能夠意識到這種溝通，也學會如何促進這樣的溝通，以達到自己希望的效果，就能獲得最理想的身心成果。以下要介紹如何加入這場對話。

我的「慢食」

我們身處速食文化之中，速食代表了吃東西的速度要快。這是比賽嗎？如果我最快吃完，會得到獎金嗎？幾年前我去了倫敦的「摸黑」餐廳（Dans Le Noir），作為我探索食物旅程的其中一站。他們在全球有好幾家分店，是非常與眾不同的餐廳──特別的不是菜色，而是用餐環境。因為「摸黑」餐廳的員工真的是全盲的視障者，而你用餐的時候，也真的是在一片黑暗當中。

我可不是說他們把燈關掉，讓你在昏暗燭光中用餐，我是說黑窗簾、手機留在門口櫃台、不見五指的徹底黑暗。服務生會在前廳接待、介紹菜色，然後幫你點菜。接下來他會拉著你的手，引導你走進一片黑暗之中，把看不見、無助的你帶到座位去。用餐的時候，完全看不到食物。

他們的菜是人間珍饈，你的味覺和嗅覺都被強化，各種風味以你想像不到的方式迸發出來。你會用自己的鼻子和味蕾，慢慢的、自然的吃，仔細探索每一道菜。這個經驗讓我深刻記住，慢下來、拒絕現今的速食心態，有多麼重要。

這讓我學會了飲食守則第一條：**慢慢吃，用心吃**。

身為運動員，我的新陳代謝很快，身體需要大量的能量，尤其是在比賽當中。因此我要盡可能有效率消化食物，才能多保存一些能量。來，科普小學堂第一課：**記得，消化需要血液**。我在打球時就是需要透過血液，讓消化系統運作得更好、更快，使我可以更早恢復身體活動（physical activity），在活動時有更多力量（對了，這就是為什麼我只喝接近室溫的溫水，從來不喝冰水。冰會讓血液跑到消化系統，使血液升溫到接近體溫，這會減慢消化過程。）

如果我狼吞虎嚥會怎麼樣？結果就跟你大口狂掃一樣。我的胃會沒有時間處理所得到的資訊，因為資訊就像茫茫網路的大數據一樣傾倒進來。如果胃沒有在正確的時間得到正確的資訊，消化就會減慢，身體不會通知你已經飽了，你就可能會吃太飽。另外，這也會使嘴巴沒有足夠時間發揮作用，讓唾液中的酶來分解口中的食物，替胃省下分解的工夫。科普小學堂第二課：**消化從口中開始**。人在咀嚼的時候，食物就會分解，讓胃有時間消化食物。

我如果吃太快，就會把只咀嚼了一半的食物大塊大塊吞下肚，身體就得花更多工夫和力氣來分解食物。簡單來說，我沒有清楚告知身體：請讓身體和食物合而為一。

聽起來怪怪的對吧，我再說一遍：你的身體必須和食物合而為一，這就是消化過程。

我坐下來吃飯的時候，會先做很短的禱告，我不是在對哪個神禱告，

如果胃沒有在正確的時間得到正確的資訊，消化就會減慢，
身體不會通知你已經飽了，你就可能會吃太飽。

也不是在遵行特定的宗教儀式，而且我不會出聲，就只是在心裡跟自己對話。我這麼做是在提醒自己，現在世界上還有好幾億人，甚至好幾十億人，要擔心沒有東西吃。要不是親身歷經戰火，我大概無法切身體會，而且我從不把食物視為理所當然，我提醒自己，必須把食物視為上天的恩賜。

坐下來吃飯的時候，我不會看電視、收電子郵件、發簡訊、講電話，也不太跟人家聊天。咬下一口食物後，我通常會把叉子擺到盤子上，專心咀嚼。消化過程在咀嚼的時候就已經展開，我口中的酶會和食物混合，而當食物進到胃時，就已經充分形成一項「資訊」。這就像是你要告訴別人你家怎麼走，給的資訊越詳細，對方就越容易到達，摸索找路的時間也就越少。我希望自己的身體不需要摸索，因為我知道這對我的胃有多重要，會大大影響接下來這一天的體力。這就談到了我的第二項守則。

飲食守則第二條：**給身體清楚的指示**。

我希望身體怎麼處理現在吃進去的東西？

食物對身體而言主要有兩大用途：第一，**能量**。讓我們的雙腿能夠跑動、心臟能夠跳動、球拍能夠揮動。碳水化合物是我們日常活動主要的能量來源。

其次，**療癒和修復**：修補一天下來造成的損傷，不論是整天勞動，還是在辦公室長時間工作。我們的身體會運用蛋白質（以及各種營養素）來修復肌肉、生成新的血球細胞，以及補充激素。

但是，你必須為身體列出優先順序，就像指示員工一樣：「我希望你先做這件事，然後再做這件事。」在白天，我希望身體能盡量充飽能量，不希望它從忙碌的訓練課程之中，抽身去做別的事情，即使這項工作很重要。因此我在上半天（一直到午餐）攝取的熱量，絕大多數是碳水化合物。我攝取碳水化合物和少量蛋白質，就是在告訴身體：「我需要能量，趕快去辦。」我給身體吃無麩質麵食、米飯、燕麥片，以及其他含豐富碳水化合物的無麩質食物，以供應白天的能量需求。

到了晚上，我不需要能量，我累斃了，想要一夜好眠。所以晚餐時我會告訴身體：「希望你把我弄壞的東西修復，請用這些蛋白質，做好必要的工作。」這時就是肉、雞肉和魚當主角的時候。

在第四章說過，蔬菜水果占了我飲食中的一大部分，不過它們在一天中的不同時間，分別提供了不同需求。我早餐會吃很多莓類等含糖水果，我需要這種易燃的能量。我午餐也會吃各種蔬果，不過到了晚餐，因為要節制碳水化合物，所以雖然還是會吃沙拉用生菜、綠色葉菜，還有其他水分含量高的蔬菜，不過大多數水果都會避免（尤其是蘋果和梨子等白色果肉的水果），碳水化合物含量高的根類蔬菜也幾乎不碰。❶

我這樣子吃，可以身體獲得所需的營養素，同時也讓身體確實接收到必要的資訊。各位從後文的飲食計畫可以看見，這種飲食方式真的很簡單。

飲食守則第三條：**保持正面心態。**

這就是我吃飯時不配電視的另一個原因：電視上很少有東西是正面的。

我認為食物帶給人的能量，可能是正面的，也可能是負面的；這不只要看你吃了什麼，還要看你怎麼對待食物。在我繼續說明之前，先複習一下前面說過的：「抱持開放心態。」我看過一項跟東方醫學有關的神奇試驗，研究人員在兩個玻璃杯中裝滿水——同樣的水、同樣的高度。然後他對著其中一杯分享正面能量：愛、喜悅、快樂和各種人生的光明面。他在薰陶這杯水。

❶ 碳水化合物含量最高的蔬果有馬鈴薯（一顆中等大小的褐皮馬鈴薯就含 37 克）、香蕉（一根 31克）、梨子（每顆 27.5 克）、葡萄（一杯 27 克）、芒果（一杯 25 克）、胡蘿蔔（一杯 25 克）、甜菜（一杯 17 克）還有洋蔥（一杯 15 克）。還有，果乾也要小心：葡萄乾的碳水化合物含量高達每杯 115 克。

至於另一杯水，他施予各種的負面能量：憤怒、恐懼、敵意。他在咒罵這杯水。

然後他讓兩杯水靜置幾天。

幾天之後，兩杯水形成巨大的差異。

承受了負面想法和影響的那杯水，呈現淡淡的綠色，就像裡面長了藻類一樣。另一杯則依然白淨透亮。❷

我知道，聽起來很誇張對不對。不過對我來說，這個試驗證明了，世界上每一樣東西對能量的感受都一樣——包括人類、動物、元素、一切的一切。

食物也一樣，尤其是食物。

我認為你在吃東西的時候，如果伴隨著某種恐懼、憂慮或憤怒，食物的滋味還有你獲得的能量就不會那麼好。什麼因就種什麼果，這就是我吃飯前要禱告的另一個原因。面對食物，我很謙卑，也比以前更感激食物。因為食物和我並不是一直都相處融洽。

飲食守則第四條：**重質不重量**。

在運動領域，運動員永遠怕自己不夠——能量不夠、水分不夠、營養

❷《另類及輔助醫學期刊》（*The Journal of Alternative and Complementary Medicine*）在 2004 年刊載了江本勝博士（Masaru Emoto, M.D.）的研究報告，報告中附有他拍攝的各種水結晶照片。他們將水倒入杯中，水杯外用紙張包覆，紙上分別寫了代表正面和負面能量的文字。經過冷凍後將冰取出，拍攝水結晶的照片。結果發現，正面能量似乎會讓水形成雪花狀的清透結晶，而接觸負面能量的水則形成形狀扭曲的黯淡結晶。資料來源：*The Journal of Alternative and Complementary Medicine*. 2004; 10(3)：19–21. Healing with Water. Emoto M.

不夠。我以前跟大多數運動員一樣，永遠擔心自己吃得不夠多，我經常問自己：「萬一沒力了怎麼辦？」「我的能量夠不夠應付一整天的練習？」我永遠在吃，就算覺得飽還是繼續吃，而且練習中還會逼自己硬吞下一根飽含防腐劑和糖份的「能量棒」。結果我把太多東西放進胃裡，資訊紛雜讓胃難以處理。我剔除掉高熱量的營養來源之後，身邊很多人都質疑我的作法。不喝乳清蛋白飲品？不吃一盤又一盤的義大利麵？連披薩也不吃？他們警告我：這樣你的力量和能量一定不夠！

不過我了解到，注重所吃食物的品質，遠比注意自己吃太多或太少要重要得多。

我不只在說「健康的」食物，大家應該都知道健康的食物是什麼，不過健康食物同樣有優劣之別。新鮮蕃茄和用蕃茄加工醃製的醬汁，差別非常大。我盡量只吃未經加工的有機天然食物。這些食物帶給你比較乾淨的能量，所以也比較好消化。回想一下，上次去住旅館或是做SPA的時候，房間裡應該有一盤漂亮、有光澤、完美的蘋果。這些蘋果沒人會去吃，擺在那邊應該已經好幾天、好幾星期了，而且好像都不會壞……想到這裡，應該會讓你不安吧。有太多食物都噴灑了防腐劑和防黴劑，而且我們真的都不知道，這些化學物質一旦進到身體裡，會作什麼怪。還有，它們到底跟我們身體說了什麼？許多研究顯示，它們給身體的其中一項指示就是：發胖。❸

在我們老祖先的時候，所有東西都是有機的，因為我們取之於地球。不過後來我們為食物加上了農藥、抗生素，或是專門設計的營養素，有些還經過基因改造，比如說小麥。我知道，這是生意。種植者希望自己種出來的東西看起來更大、更好，能賣更多錢。他們都注重量，而不注重質。

當然，有機食物還有野生魚、草飼牛和放山雞等，價格的確比較貴。對我來說，這些都是值得的，當然不是每個人都有錢花在「特別」食物上，不過如果能力許可，我都強力建議。有個萬無一失的方法可以更經濟實惠的食用有機食物，就是跟我一樣自己煮。我每隔兩個星期就住在不同城市（有時甚至是不同國家！），不過我幾乎每一餐都自己做。

我大多找客房附有廚房的飯店，方便我們自己做飯。我家人都跟我一起到處跑，我女朋友或我媽一定會讓冰箱和櫃子塞滿健康的食物，這樣我就可以控制吃什麼、吃多少、什麼時候吃。我自己也會帶著很多優質食物，以備不時之需：冰箱裡的新鮮水果、堅果、種子、椰子水、椰子油、

❸ 10種最常用的農藥當中，有 9 種是所謂的「環境荷爾蒙」（Endocrine Disrupting Chemicals），一再有證據顯示，環境荷爾蒙與體重增加有關。加州大學爾灣分校（University of California at Irvine）的研究顯示，人類如果在幼年就大量攝取到農藥，這些化學物質會導致基因轉換，造成我們的身體容易發胖。由培林（Stephen Perrine）和赫洛克（Heather Hurlock）合著的《新美式飲食：神祕「肥胖因子」如何讓我們變胖》（*The New American Diet: How Secret "Obesogens" Are Making Us Fat*），詳細介紹了更多跟肥胖有關的農藥與化學物質。

酪梨、新鮮魚類……，後文會再跟大家詳細介紹這些食物，還有我怎麼用這些東西做菜。

吃什麼，就會像什麼

我在飲食方面的改變，以及改變之後獲得的成果，開始廣為人知。我將自己新獲得的成就歸功於食物，引起了大家的注意和嘗試。現在我在打巡迴賽的時候，廚師只要看到我走向他們供應餐點的攤位，就會把我的無麩質麵條放下鍋煮。幾年前只我一個人吃這個，現在則可以看到很多選手也在吃。我不知道這是因為我、因為他們自己對麩質過敏，或者只是因為他們發現無麩質飲食有助於消化（前面說過，麩質就像是黏膠，含麩質食物會黏結在一起，消化起來會比無麩質食物久）。不過我確定一件事：我最初吃無麩質麵條的時候，沒看到任何一個球員吃。現在有，而且男女選手都有。

在這個時代，各種消息傳播得很快，我想健康飲食的意識也在擴散，不只是針對無麩質飲食，也包括健康的食材以及更優質的營養。現在的人也比以前更懂得哪些食物對自己有益、哪些有害。大家也都了解到，加工的速食對身體不好，「方便的」不良食物讓我們的生活壓力不減反增。

不過中間還是有一段落差，我看得出來，相信你也一定感覺得到。「知道」和「去做」是兩回事，大家都知道該吃什麼，卻還是做了不健康的選擇。

把食物視為資訊，重要性就在於此。問自己：吃了不健康的東西之後，感覺如何？如果你還在往嘴裡放那些又甜、又鹹、又油的東西，你不會馬上感到不舒服，而是會在一段時間之後。吃了不好的食物，身體一定會知道，它會對你發出訊號，大聲吼叫：「這食物很爛，你要付出代價！」發出的訊號有哪些？你會昏昏欲睡、胡說八道，或是消化不良。可能還會頭痛或者頭昏眼花。

如果你長期攝取不健康的飲食，身體會對你發出更強烈的訊號。你會變胖，罹患糖尿病、癌症和心臟病的機率也會變高，這也是你的身體在跟你說話。如果你不喜歡自己的樣子和感覺，這就是身體在告訴你：要改變，否則會出問題。

接著再問自己：吃了對身體有益的東西之後，感覺如何？以我自己來說，答案很簡單：感覺棒透了。這就是我的經驗，也讓我很容易選擇要吃

> 吃了不好的食物，身體一定會知道，它會對你發出訊號，
> 大聲吼叫：「這食物很爛，你要付出代價！」

些什麼。

「那……你吃多少？」

經常有人問我這個問題，這是個好問題。這就要回到前文說過的，每個人都不一樣。你的營養需求跟我可能非常不同，不過有件事情大家都一樣：如果吃太多，就會很不舒服。

我以前跟大多數職業運動員一樣，擔心自己攝取的能量不夠。不過，想要確保自己吃得「夠多」，反而讓我變虛弱。一拿起球拍馬上就可以感覺到，我在球場上身手不夠靈活、腦筋不夠清楚，因為我來不及把食物消化完，用太多資訊轟炸自己的胃。

至於不是運動員的一般人，擔心的可能恰恰相反：我是不是吃太多？這導致市面上流傳各種各樣計算分量、熱量的方法，搞得大家對食物緊張兮兮。

身為職業運動員，如果我要的話，可以聘請專人打理三餐，為我計算熱量。不過沒人比我更清楚自己的營養需求，同樣的，沒有人會比你更知道自己的營養需求。

慢食讓我確實了解自己該吃多少—我可以「憑感覺」判斷自己該吃多少食物。這答案聽起來可能非常模糊，但其實很合理，而且我敢打賭，你自己現在也會憑感覺。在一天當中，你難道不會有幾次覺得自己需要補充能量？吃太多的時候，或是填滿了爛能量的時候，你難道不會馬上知道？你當然知道，只要你多用點心體會這些感覺，只要吃得再慢一點，專注在食物上，你就會產生「第六感」，知道自己該吃多少。

所以，如果聽到頂尖運動員大談自己訓練時吃下大量的卡路里，那沒問題，那種方法適合他們。不過我不太清楚自己吃下多少卡路里，而且我想你對於自己吃的東西，頂多也只能「猜」大概有多少卡。我寧願好好了解自己的身體，尊重我放進身體裡的能量。

我一天的飲食

現在要帶各位看看我一天的飲食，不過要先聲明：這不是硬性規定的飲食計畫。我舉的例子都是會變動的，有時候我會遵守，有時候不會。同樣的，這是在讓各位看看，我如何傾聽和理解自己的身體。希望大家可以從這個食物日誌中學到兩件事：**第一，了解我如何順著自己的感覺，持續**

注意自己的攝食量；第二，激發你想出各種自己可以嘗試的點子。

各位應該還記得，我在第三章談到一種中醫的觀念，認為身體各個器官分別喜歡在特定時間，攝取特定的食物。我很喜歡這個觀念，並努力遵守。不過即使是我，有時候也不容易做到。為了打球，我總是四處旅行、總是在跨越時區，總是在適應新的地方、新的文化。我把這個觀念記在腦海裡，盡力而為。

不過，前面說過的四項守則，我則會堅持信守：

慢慢吃，用心吃。

給身體清楚的指示。

保持正面心態。

重質不重量。

以下是這些守則在我飲食中的實踐。

早啊，親愛的蜂蜜

大多數人早上起床都有固定的儀式，我的大概比多數人更嚴格。

我起床第一件事就是**喝一大杯溫開水**。我過去八小時沒有喝任何東西，血液需要水分來讓它開始運轉到高峰。水是身體修復過程的要角，缺水不利於身體的保養。

前面說過，我不喝冰水，這是有道理的。我的行程表就是一連串的訓練和練球，大部分時候會先做一系列伸展操或瑜珈動作（詳細請參考第七章）。任何一種運動，就算只是伸展，都需要有血液流到肌肉。如果喝了冰水，身體就得運送更多血液到消化系統，把冰水加熱到攝氏三十七度。這個過程倒是有一點好處——讓冷水升溫可以燃燒掉多餘的熱量。不過這也會讓消化變慢，而且使血液從我需要的地方——我的肌肉裡流走，所以我在早上還有白天主要都喝溫開水。

（如果你讀過很多跟飲食有關的資料，應該聽說過慢慢消化是有益的——最好讓東西乖乖待在胃裡，讓自己不會覺得餓。如果你打算坐下來看四個小時的網球轉播，這樣或許還不錯。不過如果你是要下場打四小時的網球比賽，可就不太好了。何況消化慢會讓你反應遲鈍、不太想動，使得運動量變少，腹脹和疲勞感增加。所以，不要太急著採行「讓自己一直覺得飽」的飲食計畫。）

我起床後做的第二件事，可能會讓你嚇一跳：我會吃**兩茶匙蜂蜜**，而且是每天吃。我大部分是吃紐西蘭的麥盧卡蜂蜜（Manuka Honey），這是以麥盧卡樹葉（紐西蘭人稱之為茶樹）餵養蜜蜂，所生產出的黑蜂蜜（dark honey），研究顯示它的抗菌性能遠勝於一般蜂蜜。

我知道你在想什麼：蜂蜜是糖耶！是沒錯啦，它是糖，不過身體還是需要糖份，尤其是果糖，而果糖就存在於水果、部分蔬菜、蜂蜜之中，其中蜂蜜的果糖含量特別高。身體不需要人工蔗糖，這種東西存在於巧克力、汽水或大多數的能量飲料中，吃這些東西就像是馬上幫身體注射一針糖份，讓你興奮地「哇噢！」

我不喜歡「哇噢」，它不是好東西。如果你現在「哇噢」，就表示半小時候你會「呃……」。不好的糖會讓你血糖忽高忽低、不斷震盪，無法發揮運動員級的表現。

好的糖，例如水果和蜂蜜中的天然糖份（果糖），升糖指數沒那麼狂野。回頭看第四章就會發現，蜂蜜造成胰島素飆升的狀況，遠不如大多數「有健康意識」的人愛吃的全麥土司。

做了一點伸展或輕度的柔軟操之後，我就準備吃早餐。我大多數時候會用我的「能量碗」（一個正常大小的碗），裝一碗為自己特調的什錦早餐：

喬氏特調早餐

- 無麩質麥片或燕麥片
- 綜合堅果一把──杏仁、核桃、花生
- 葵花子或南瓜子若干
- 水果另外擺，或者削好放進碗裡，比如香蕉和各種莓類
- 一瓢椰子油（補充電解質和礦物質）
- 米漿、杏仁奶或椰子水

各位可以看到，有各種不同的組合和分量可以變化，一碗這樣的早餐，對我通常就很夠了。如果還覺得需要再來點什麼（我很少會這樣），

就會等個二十分鐘左右，再吃一些烤無麩質麵包、鮪魚和一點酪梨。我很喜歡吃酪梨，是我的最愛之一。

之所以要等個二十分鐘，才在「正常的」早餐之後，再吃富含蛋白質的東西，理由很明確，各位現在應該不難猜到，這跟消化以及慢食有關。胃消化碳水化合物和蛋白質的速度是不一樣的，如果要同時消化肉類蛋白質和碳水化合物，消化過程會自動放慢，而你這就是在讓胃更辛苦，因為它必須運用更多能量。所以我會盡量讓胃有時間調整，就像是先對胃發出碳水化合物的訊息，然後才是大量蛋白質的訊息。

記得：食物就是資訊。

接下來的一天這樣吃……

我的午餐通常是無麩質義大利麵配蔬菜，麵條是用藜麥或蕎麥做的。至於蔬菜的選擇可就多了，芝麻葉、烤甜椒、新鮮番茄、一點小黃瓜、大量綠花椰、大量白花椰、四季豆、胡蘿蔔。我會把蔬菜和麵條一起拌炒，加上一些橄欖油和一點鹽。我非常喜歡這樣的組合搭配，不過我不吃蕃茄醬汁等濃稠的醬汁，就算是媽媽在家「從頭開始」自己做的也一樣，通常

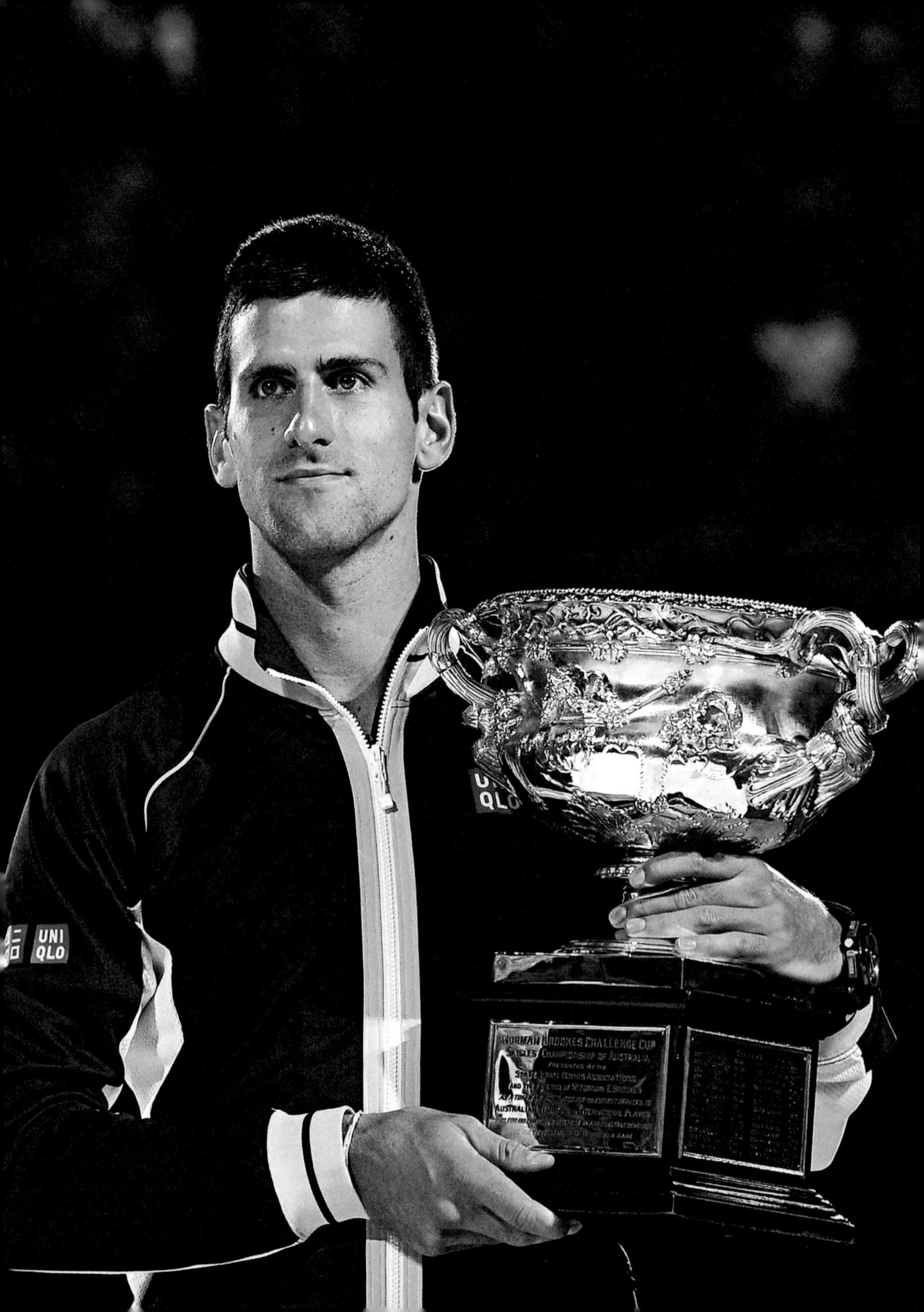
UNI
QLO

都是先放一些罐頭的東西，也就是說有添加劑。此外，濃稠的醬汁也會減慢消化速度。

（應該說，如果是在比賽日，我知道自己要在中午左右練球，大概三點開始比賽，午餐就會加入大量蛋白質，為比賽做好準備。不過在平日，義大利麵就很夠了。）

在平日，我需要能量來支撐訓練和練球，就會採許以下的方法（不過我在特定時間需要的東西不太一定）。

練球過程中，我會喝完兩瓶含有果糖萃取物的能量飲料，這對胃不會負擔太重，又可以幫我補充能量。我喝飲料是為了獲得電解質、鎂、鈣、鋅、硒和維生素C，鎂和鈣對心臟和肌肉功能有幫助，而且可以防止抽筋。如果天氣潮濕，因為會流失很多水分，我也會喝含電解質的飲料。

當然，保持水分是一整天當中的大事。不管我做什麼，身邊都要擺著水。我以前脫水過，徵兆是強烈的口渴、頭暈、缺乏能量和無力，有時甚至有點手腳麻木。另外，也不要造成水分過多，我不想洗去自己吃進的所有礦物質和維生素。我發現，如果小便是無色的，就表示水分過多，尿液最好帶有一點顏色（這也算是資訊過多？）

練球完畢我會喝一杯有機蛋白奶昔，用水加上米製或豌豆蛋白濃縮物（也稱藥用蛋白）調製而成，還有一點濃縮甘蔗汁。我不喝乳清飲品或大豆奶昔。我覺得，這是我最快的補充方式。

比賽前，我希望自己火力全開，所以通常會吃含二十五毫克咖啡因的能量果漿（Power Gel），不過我會小心控制，從來不超過這個量。它可以提升我的能量，但我不想讓注意力跑掉。有些人覺得，喝個五杯咖啡或一大瓶可樂，可以讓能量飆上高峰。這種人會崩盤，重重落地的崩盤。

在比賽當中，我會吃一點椰棗之類的果乾，還有一、兩茶匙蜂蜜。我堅持只吃來自果糖的糖份。除了這邊舉出的例子以外，我攝取的糖大多來自前面提到的訓練飲料。

然後到了晚餐，我會從肉類或魚類中獲取蛋白質，通常是肉排、雞肉或鮭魚，只要是有機、草飼、放養、野生的都可以。肉類用炭烤或爐烤，魚類用清蒸，可以的話也會水煮。食物與自然越接近，就越營養。另外再搭配蒸的節瓜或胡蘿蔔等蔬菜，可能還會吃一些鷹嘴豆、扁豆，偶爾喝點湯。

很多人會問我喝不喝酒，我不能喝啤酒或小麥蒸餾的伏特加，所以這些自然不用想。賽事期間我滴酒不沾，就是這樣。我偶爾會喝一杯紅酒，我不把紅酒當成酒精飲料，而看成是上天的恩賜，有時候還可用於治療。我們都聽過研究顯示紅酒對心臟有益，不過我不會喝太多。紅酒會讓我的消化系統產生酸性物質，感覺不太舒服。

至於茶，在一天當中的任何時間都很搭。我喜歡喝甘草茶，讓我感覺清醒又不含咖啡因，對血液循環也不錯。另外我也喜歡好喝的薑汁檸檬茶。

一星期的營養

大家讀了很多我對食物的看法，

其實我的飲食一直在演進，我也永遠不會停止改進。

以下要示範的7天無麩質、無乳類食物，

目前對我的效果很好，希望也能有助於各位找出自己的菜單。

其中特別標示的菜色，可以在第8章看到食譜。

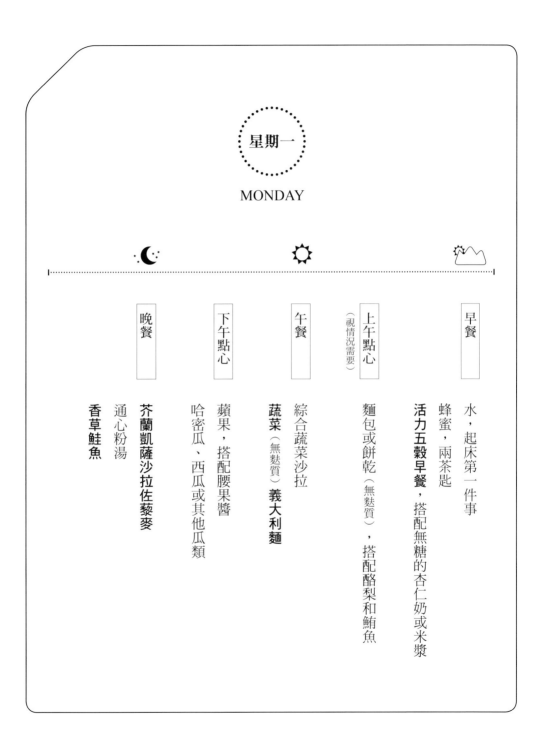

星期一

MONDAY

早餐

水，起床第一件事

蜂蜜，兩茶匙

活力五穀早餐，搭配無糖的杏仁奶或米漿

上午點心（視情況需要）

麵包或餅乾（無麩質），搭配酪梨和鮪魚

午餐

綜合蔬菜沙拉

蔬菜（無麩質）**義大利麵**

下午點心

蘋果，搭配腰果醬

哈密瓜、西瓜或其他瓜類

晚餐

芥蘭凱薩沙拉佐藜麥

通心粉湯

香草鮭魚

星期二

TUESDAY

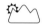

早餐

水，起床第一件事
蜂蜜，兩茶匙
香蕉配腰果醬
水果

上午點心（視情況需要）

土司（無麩質），搭配杏仁醬和蜂蜜

午餐

綜合蔬菜沙拉
辣味蕎麥麵沙拉

下午點心

水果堅果棒（例如Kind bar等）
水果

晚餐

鮪魚尼斯沙拉
蕃茄湯
烤蕃茄

星期三

WEDNESDAY

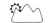

早餐

水，起床第一件事

蜂蜜，兩茶匙

燕麥片（無麩質），搭配腰果醬和香蕉

水果

上午點心（視情況需要）

自製鷹嘴豆泥佐蘋果或蔬菜棒

午餐

綜合蔬菜沙拉

青醬義大利麵（無麩質）

下午點心

酪梨配餅乾（無麩質）

水果

晚餐

綜合鮮蔬沙拉，搭配酪梨和自製醬汁

薑汁胡蘿蔔湯

檸檬烤全雞

星期四

THURSDAY

早餐

水，起床第一件事

蜂蜜，兩茶匙

活力五穀早餐，搭配無糖的杏仁奶或米漿

水果

上午點心（視情況需要）

蘋果和一把腰果或杏仁

午餐

綜合蔬菜沙拉，搭配藜麥、雞肉、蘋果、酪梨和自製醬汁

下午點心

香烤醬油杏仁

水果

晚餐

綜合鮮蔬沙拉，搭配酪梨和自製醬汁

自製雞湯佐米飯

海鱸魚佐芒果、木瓜莎莎醬

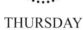

星期五

FRIDAY

早餐

水，起床第一件事

蜂蜜，兩茶匙

香蕉配腰果醬

水果

上午點心（視情況需要）

麵包或餅乾（無麩質），搭配鮪魚和鷹嘴豆泥

午餐

芒果鳳梨奶昔

青醬義大利麵（無麩質）

下午點心

水果堅果棒（例如Kind bar等）

水果

晚餐

法式洋蔥湯

綜合蔬菜沙拉，

搭配藜麥、雞肉、蘋果、酪梨和自製醬汁

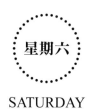

星期六

SATURDAY

早餐

水，起床第一件事

蜂蜜，兩茶匙

燕麥片（無麩質），搭配腰果醬和香蕉

上午點心（視情況需要）

藍莓杏仁醬奶昔

午餐

芥蘭凱薩沙拉佐藜麥

下午點心

香辣牛肉乾

水果

晚餐

綜合蔬菜沙拉，搭配酪梨和自製醬汁

豌豆湯

煙燻沙朗牛排

焗烤馬鈴薯

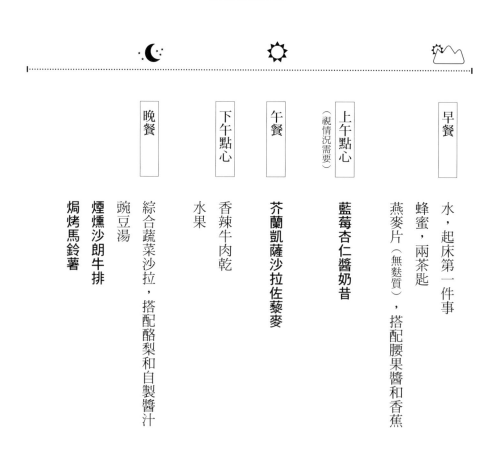

星期日

SUNDAY

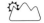

早餐

水，起床第一件事

蜂蜜，兩茶匙

草莓香蕉奶昔

水果

上午點心（視情況需要）

土司（無麩質），配杏仁醬和蜂蜜

午餐

日曬蕃茄乾與藜麥沙拉

下午點心

乾烤醬油杏仁果

水果

晚餐

綜合鮮蔬沙拉，搭配酪梨和自製醬汁

蕃茄湯

香酥甘藷條

無麵包的活力漢堡

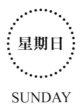

第6章
把心打開，好東西才進得來

開放你的心，放進愛、喜悅、快樂，會帶給你好的影響。
我很喜歡跟小朋友相處，他們渾身是正面能量——
對所有事物熱情、好奇，永遠等著要開心大笑。

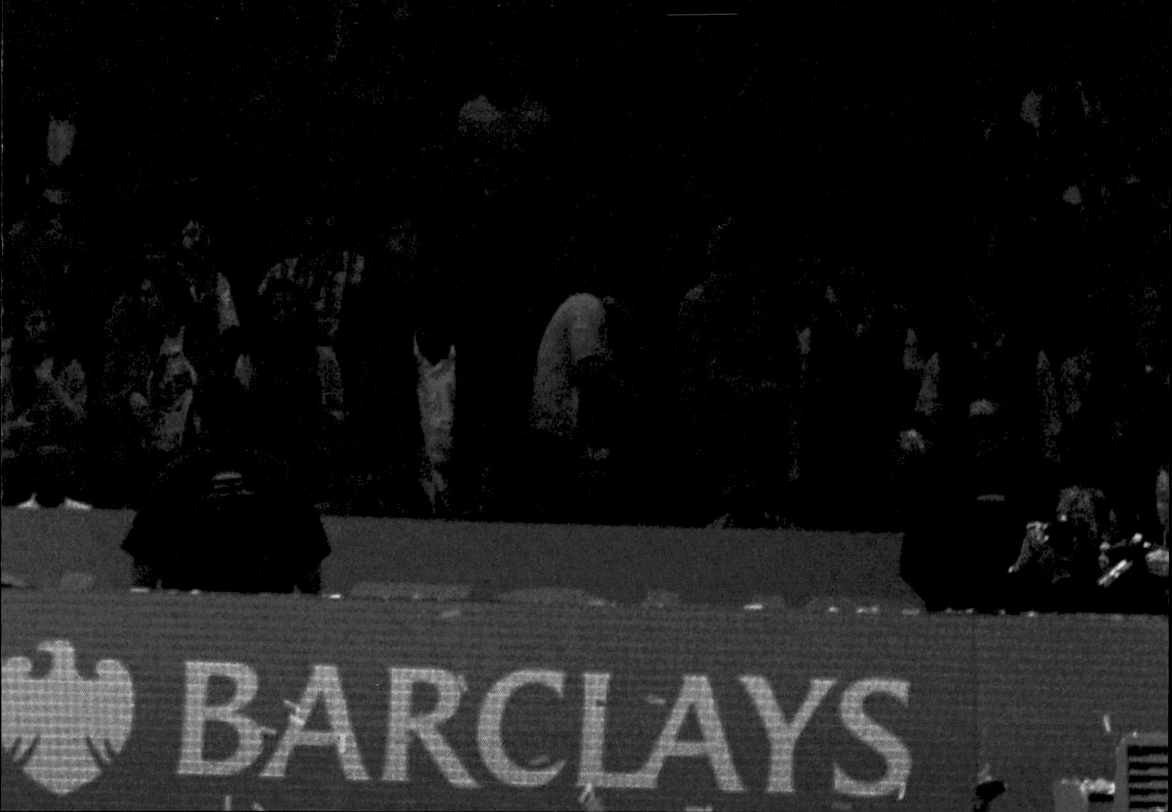

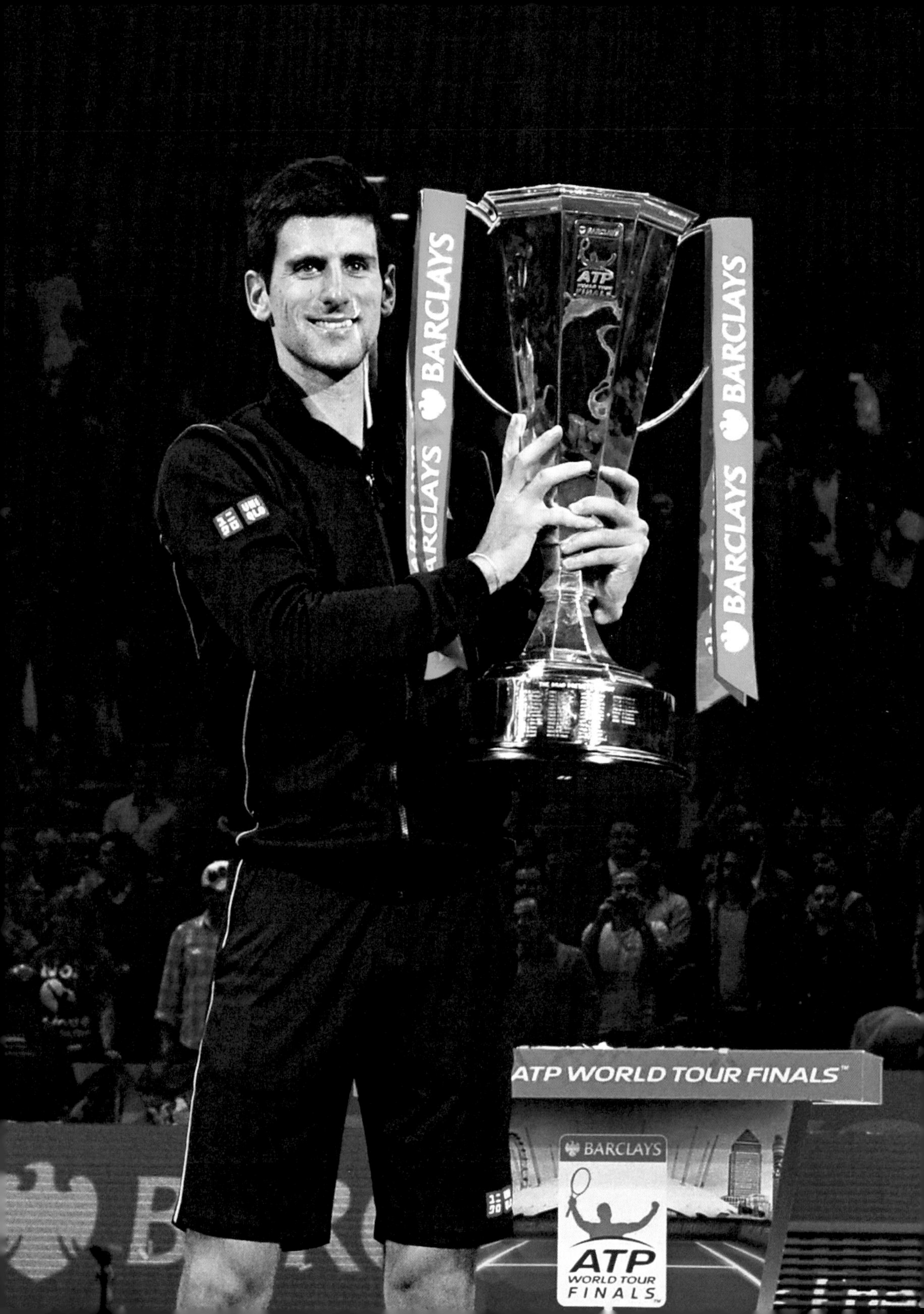
BARCLAYS
BARCLAYS
BARCLAYS
BARCLAYS
ATP WORLD TOUR FINALS™
BARCLAYS
ATP
WORLD TOUR
FINALS

對我來說，訓練不只是把自己操到筋疲力盡，也不是年復一年反覆練同樣的球技，讓身體做這些動作可以熟練到跟呼吸一樣。嗯，好吧，很大一部分是這樣沒錯，但並不是全部。網球界有很多流傳已久的名言，我最愛的是這句：「這種運動看起來是在球場的線跟線之間進行，其實是在你的耳朵跟耳朵之間。」

這和前文一直在談的飲食觀念密切相關，因為好的能量來源，不只是能為你的身體充電而已。在我找到適合自己身體的飲食之前，在關鍵時刻常陷入一種窘境，不只是身體無法正常發揮，連腦袋也跟著身體一起失常。即使處在最大的壓力之下，我還是頭昏昏腦鈍鈍、注意力不集中。你會以為，納達爾時速一四五英里（二三〇公里）的發球迎面殺來，應該足以讓腦袋完全專注，但我就是會感覺到心理和情緒不太對勁。問題就出在現在許多醫生開始說的：「穀物腦」（grain brain）。

含麩質食物已被證實與憂鬱、嗜睡，甚至是老年癡呆症和精神疾病有關❶。所以必須像照顧身體一樣，照顧自己的心智，給它正確的食物。

不過除此之外，還要持續鍛鍊心智。常有人問我：「你怎麼訓練自己的心智來面對比賽？」答案其實前面就說過了，我會針對大腦和身體的

❶ 許多研究證明，麩質和乳糜瀉跟憂鬱症等精神健康問題有關。梅約診所（Mayo Clinic）2006 年的一項研究也發現，乳糜瀉和老年癡呆症等形式的認知功能衰退之間有所關連。資料來源：Archives of Neurology, Josephs, KA et al., October 2006.

需要來攝取食物。不過還是有一些心智練習，有助於讓人保持冷靜和頭腦清晰。我不會透露全部秘訣（畢竟我還得在職業網壇討生活），不過我的確運用了一些心智方面的技巧，讓自己在練球和比賽中可以保持敏銳、專注，調整到最佳狀況。不過，我並不把這些視為「訓練方法」。

而是我的生活方式。

讓心從「關門」變「開門」

前面談了很多關於開放心態的話題，也談到我自己的態度因為四處遊歷而有所轉變。不過在這邊想要告訴各位，如果日常生活中缺乏開放的心態，會對自己每天的心情和表現造成什麼影響。

就拿頭痛來當例子好了。

你跟醫生說：「我頭痛。」醫生說：「好，我們有頭痛的藥。」然後就開藥給你，這些藥是針對頭痛的症狀，而不是治療病因，西方醫學通常都是這樣。而其他文化的醫學（如中醫、阿育吠陀醫學）則著重於治療根本原因，有時候「解藥」就只是一杯水這麼簡單（畢竟脫水也會引起頭痛）。不過西方的醫師還是有他們的訓練和經驗，就是這樣。以我的經驗，研究西方醫學某一領域的醫師，大部分不會花時間多去了解其他療法，甚至也不太去了解自己專業以外的醫學領域。千萬不要誤會，我絕對不是在批評西方醫學——相信我，要是我膝蓋斷掉，需要做重建手術，我絕對會找最好的西醫。

不過這又要回過頭談到，我如何從在世界各地認識的人身上，努力吸收和累積不同經驗，然後找出適合自己的方法。如果大家都能這麼做，世界就會更快樂、更和平，我們也會更健康。人生是一連串的學習，但是心態必須開放才有辦法真正學習，否則很容易被操縱。

這個觀念前面提過，現在要更深入來談談。很多人認為，抱持懷疑態度可以讓自己不被操縱。現在人凡事都講究邏輯、合理、現代；要「提出證據，證明這個可行。」懷疑往往是必要的，比方說，網際網路讓我們能夠接觸到各種「權威」資訊，不過要怎麼知道資訊是不是真的正確？我們要認知到，每一個「專家」建議，背後都有一個故事，即使他們是真心想幫助你，也大多會採取對自己有益的方式。重要的是，要去質疑「經過證明」的資訊和新資訊（去思考資訊來源可以獲得什麼好處），但也不要過度猜疑，讓自己聽不進新的想法。我在書的一開頭說過：只有你才是最了

> 人生是一連串的學習，但是心態必須開放才有辦法真正學習，否則很容易被操縱。

解自己的權威和專家。有時必須做新的嘗試、提出新的問題，藉此找到適用於你自己的證據。

你知道這是什麼意思嗎？這表示這時你必須客觀分析自己，而這就需要開放心態。沒有幾個人能做到，或者願意這麼做。回到頭痛的例子，一顆頭痛藥或許是讓頭不再痛的最快方法，不過你吃進身體裡的畢竟是藥，可能會傷肝或是傷胃，看你吃的是什麼藥。要是今天晚上頭又痛了怎麼辦？或者明天又頭痛怎麼辦？再吃更多藥？如果你願意抱持開放態度，結果或許就不同了。先問自己這幾個問題：

我一天喝多少水？

我承受了多少壓力？

還有最重要的問題：我都吃了些什麼東西？

提出這三個問題，再從這幾個方面去改善，頭痛或許就大大減輕，而且一顆藥都不用吃。我的意思是，經常有藥品和營養補充品業者來和我接洽，而且現在什麼狀況都有專門的藥品和營養補充品，不過藥物絕對不是正確答案。

重點還是在於認知。我仰賴自己的身體為生，你或許是坐辦公室的，不覺得工作和身體有那麼大關連，但其實影響很大，你工作時一樣得發揮最佳狀況。更何況還有家庭，你難道不是家人的依靠？沒照顧好身體，它就會對你發出訊號：倦怠、失眠、抽筋、流感、感冒、過敏。出現這些狀況時，你會不會問自己真正關鍵的問題？你會不會以開放的心態，誠實回答問題？

希望你會。我學會了這麼做，所以現在對身體有充分的了解，能夠察覺哪裡不太對勁，以及該怎麼改善。這種開放的態度非常重要，因為這會決定你的能量。依我的經驗，心態開放的人會散發正面能量，而心態守舊的人則會散發負面能量。大家還記不記得前文提到那個水的實驗，被負面能量包圍的水，會變骯髒？

這樣各位應該就能了解我想表達的意思。

東方醫學告訴我們，身、心、靈要協調，心中如果有正面的情緒——愛、喜悅、快樂，就會帶給你正面的影響。我很喜歡跟人群相處，尤其是有很多小朋友的場合。小孩子充滿了正面能量，他們對什麼事情都抱開放態度，充滿了熱情、好奇，永遠等著另一次開心一笑的機會。我會安排活動和球迷見面、簽名和合照。沒錯，這看來是他們得到了快樂，其實也讓我獲得了很多。我從他們身上吸收大量的正面能量，有了這些正面能量我才能夠成功。他們為我加油、來跟我打招呼，然而他們不知道自己對我的成功有多重要。

然而，有很多人被恐懼牽著鼻子著走，尤其是保守心態的人，恐懼和憤怒是最負面的能量。保守心態的人害怕些什麼？可能是：怕自己錯了；怕有人比自己更好；怕情況有所改變。恐懼會讓你沒辦法好好過生活。

遊歷世界讓我看到另一件事：有些高層人士因為負面能量而受益。在我看來，製藥和食品企業希望大眾感到恐懼，希望大眾生病。看看，電視上有多少速食和藥品廣告，這些廣告的核心訴求是什麼？我們的產品會讓你覺得自己比以前好。不過深層的意義是：我們要讓你擔心，我們說你需要的東西，你擁有的還不夠多。這真是太誇張——就算你百分之百健康，他們也會說你需要營養補充品才能保持健康。

我選擇擁抱的循環是：**好的食物↓運動↓開放心態↓正面能量↓絕佳成果**。這種循環比其他的都要好，我實行好多年了。

不要害怕接受你看見的事實，不要害怕改變、分析。抱持質疑的思考，盡量保持客觀，同時也不過分猜疑。此外還要保持正面態度，這樣的能量會充滿全身，讓健康、體能和整體表現真正提升。

從自己裡面找出正面能量

我會運用一個重要的方法，讓自己即使產生負面想法，依然能保有正面的能量。

我遇到「低潮」的時候，通常還是能維持好情緒。即使感覺不太順，我只要固定用這個方法，就能夠保持投入，目標清楚的去打每一球。那麼，我如何不讓「低潮」把我往下拉？訣竅就在於我遇到狀況時怎麼思考，或者至少可以說，我大多數時候要求自己怎麼思考。這方法不是絕對的，也不是萬無一失，不過效果非常神奇。

心理學家稱這種方法為「正念」冥想，這種冥想方式不是要讓心靜下來，也不是要你找到「內心平靜」，而是要在各種念頭出現時不刻意去壓抑，客觀接受它的到來，不評斷好壞，並且在這個當下發揮正念。關鍵在於客觀——我就是以此去感受身體在特定時間的狀況，感受自己的念頭對身體產生什麼直接影響。這樣我就可以不帶好惡、理性分析這些念頭。這個過程讓我可以看清現況。

我每天都會用大約十五分鐘做正念冥想，這對我的身體訓練非常重要。方法很簡單，先靜靜的坐著五分鐘（如果有需要也可以設定手機的鬧鐘），專注於自己在這一刻的呼吸，以及肢體的感覺，同時讓各種念頭自然浮現。我跟你說，這些念頭會乒乒乓乓的跳出來，不過這是正常的，你只要讓念頭來來去去就行了。要記得，這時身體所體驗到的感覺才是現實，腦袋裡的念頭不是現實，那只是虛構。要學會將兩者區分開來。

沉靜是這個活動的重要部分，前面說過，我現在喜歡慢慢的吃、安靜的吃，道理是一樣的，都是希望我在為自己充電的時候，能帶給身體好的食物和正面能量。我們生活中充斥著急迫的雜音，不斷帶給我們壓力。正念可以讓我們跳脫，並且好好的……活著。

只要固定這麼做，就算只有片段的時間，你也會對自己有非常不同以往的認識，因為你在這個當下抱持正念，而且終於用心觀照。以我自己來說，我是因為這樣才知道，自己透過大腦吸收了那麼多負面能量。當我能退後一步，用心客觀看待自己的念頭，才看清了我有大量的負面情緒、自

> 先靜靜的坐著5分鐘，專注於自己在這一刻的呼吸，
> 以及肢體所感受到的感覺，同時讓各種念頭自然浮現。

我懷疑、憤怒；為自己的人生和家人擔心；害怕自己不夠好、訓練出了差錯、為下一場比賽做的準備不周、浪費時間、浪費潛能。然後內心就會有一番交戰；跟你這天根本不會見到的人，進行一場想像中的爭執，吵一些從來就不存在的事情。

你可能會想：「我幹嘛把這些醜陋的東西挖出來？聽起來好嚇人。」其實不會，這反而是一種解放。請大家了解，我不是讓這些念頭綁住自己，是要讓它們浮現然後離開。就因為我在這個當下保持正念，才可以看出來，如果糾纏在這些負面能量裡，會使得自己離正常生活更遠。

做完冥想後一小段時間，你會體悟到：這只是我的心智在運作，大家應該也都是這樣吧。我浪費了好多精力和時間在自己的「內心小劇場」（或者你要用其他稱呼也行）。我太執著在跟自己的內心交戰，卻忽略了身邊的事，忽視了這個當下。

我經常做正念冥想，現在即使我沒有在冥想，大腦還是自然而然運作得比以前更好。以前我失手的時候會楞在那邊，認為自己比不上「費德勒們」、「莫瑞們」。現在當我發球沒發好，或是反手拍打到拍框，腦中還是會閃過一絲的自我懷疑，不過我知道該怎麼處理：我會承認這些負面的念頭，讓念頭快速通過，然後專注在當下。這樣的正念讓我能夠應付疼痛和情緒，專注在真正重要的事情上，把腦袋裡的雜音轉小聲。想像一下，當我正在大滿貫冠軍決賽中奮戰，這對我有多麼方便。因此，正念幫我建立了一套在場上驅策自己的哲學：只要夠專注在這場比賽、這一天，專注在這一刻最重要的事情上，就會得到最好的結果。

很多人問我：「你怎麼冥想？這感覺好奇怪。」其實很簡單，可以先從一小段時間開始嘗試。你不需要盤腿、焚香、念經，只要靜靜的坐著，專心注意自己的呼吸，或是到外面散步，用心觀照自己踏出的每一步。這不是在比耐力，不是要看自己能夠做多久，冥想的目的是要找到平靜、專注和正面能量。

第一次嘗試時最大的挑戰在於，要給自己「和自己相處」的時間。我們給自己的時間好像越來越少，卻又樂於投入更多時間在讓壓力不減反增的紛紛擾擾。我以前覺得自己應該整天都要「忙」才對，不過又是因為我抱持了開放心態，才學會撥出時間給自己。我的吃飯時間是很神聖的，如果能獲得安靜平和，我會非常珍惜（有時候我會強迫自己偷閒，給自己一小段寧靜）。

要成功運用這個方法，先要從自己的時間裡面找出時間，就像在一天當中找出一個小縫隙。吃個健康的一餐，或是走出去呼吸新鮮空氣。給自己一段安靜時間，不要覺得這樣是「自私」或「偷懶」，或是貼上各種愚蠢的標籤。很多人以為，如果不是在忙，就表示是自己在浪費時間，表示自己沒用或是懶惰。在我還沒學會珍惜和尊重安靜時間以前，我也是這麼想。

另外，要會把握各種小空檔來冥想。假設你有小孩，整天都在帶孩子。突然，三個孩子都有自己的事情，你有十分鐘的時間可以給自己。這時候，不要去想「我得去做這個、那個……」，要盡量運用這段時間，去感受自己當下的念頭。承認自己有這些念頭，然後放它們走。

練習越多，效果就越好。你很快就會覺得，這段時間對你的每一天都很重要。從此以後，你一整天都會感覺到，自己的思考方式不同了，負面能量會溜走，正面能量則會居於主導。

你會覺得棒的不得了。

從自己的時間裡面找出時間，就像在一天當中找出一個小縫隙。
吃個健康的一餐，或是走出去呼吸新鮮空氣。

我一天當中最重要的時候

……就是晚上。

尤其是頭碰到枕頭的那一刻。我是說真的，我很尊重睡眠，就像我尊重食物、尊重訓練、尊重對手一樣。睡眠在我心中的地位就是這麼重要。

很多人都不尊重睡眠，我看過一個統計數據，至少有四分之一的人睡眠不足，而如果你就是其中之一，我想你一定每天都會感覺得到。

我絕對不吝於睡眠，因為運動和睡眠就像是一對從不吵架的夫妻，彼此相輔相成。怎麼個相輔相成？一夜好眠讓你可以接受強度更高的訓練，而強度更高的訓練又有助於提升睡眠品質。訓練是為了讓身體更強壯，而睡眠有恢復的功用，讓身體明天比今天更強壯。讓運動幫你睡得更好，讓睡眠幫你達到更佳的運動表現。

大家可能都忘記或忽略了這一點（如果你現在才第一次聽到，希望你聽仔細了）。事實上，在增進健康的三大習慣中（前兩項是正確飲食和運動），良好的睡眠最常遭到忽略。如果你吃了不好的東西，或是沒有好好健身，你（可能）會覺得內疚，或至少會承認自己沒有做到。不過如果少睡了幾個小時，甚至是每天晚上都這樣，你會因為忙碌而不去理會這件事。忙碌很重要，沒有人會因為忙而感到自責。不過要是不忙呢？那就有點可怕了。

請正視自己的睡眠，了解它對於你保持活力的重要性，希望你能因此調整自己的時間。

睡眠可分為四個階段，前兩階段是從清醒進入睡眠狀態的過渡期，每個階段通常要花幾分鐘時間。不過只要進入了第三階段，也就是真正的深層睡眠，你就會釋放出生長激素，這有助於重建肌肉和修復壓力造成的損害。第四階段是快速動眼期（REM Sleep），這時你會作夢，這有助於提升學習和認知能力。這四個階段每天晚上會循環四次到六次。每一次循環身體都非常需要，而且不能中斷。

只要有一天晚上睡得很不好，你就會知道自己正在做對身體健康有害的事情。想想看，睡眠不足的時候，你會充滿正面能量嗎？當然不會。你會想吃沙拉嗎？不會，你只會想吃很糟糕的慰藉食物，而且還要吃很多。要是睡眠不足又得訓練的時候，會怎麼樣？你會動得不甘不願，或是動作比平常慢很多，要不就是乾脆直接跳過。

現在，假設狀況都一樣，不過這次你獲得了一整晚充分的休息，結果如何？你會覺得非常棒，有動力去攝取冠軍的飲食，而且身心都準備好面對充分訓練。這就會形成良性循環，因為充分的訓練能讓你明天睡得更好。

話雖如此，不過有很多干擾因素，合謀起來要擾亂我的睡眠規律。我四處旅行，經常身處不同時區，而且有時候必須睡得比平常少。只要有時間、有地方，我就會補眠，同時還會運用一些技巧，讓睡眠的品質能夠更好。

這樣睡更好

1. **盡量維持相同的作息。**每天晚上在同樣時間上床睡覺（晚上十一點到午夜之間），早上在同樣時間起床（大概是早上七點），就算週末也一樣。這會讓身體時鐘保持準確，也讓我能規律的接觸到光線和黑暗，同時有助於身體適應不同時區。當我維持正常作息，就會感覺一切都能同步跟上，訓練成果也就會更好。

2. **不借助咖啡因的刺激。**我承認比賽前會吃能量果漿，不過這就是最大極限。酒精和咖啡因都會妨礙身體調節內部時鐘的能力。

3.透過方法幫身心收操。上床睡覺前這段時間，是家裡最安靜的時候，最適合正念冥想。睡前做一點瑜珈伸展也很不錯。有時候我會看書，我女朋友伊蓮娜和我都會寫日記，我們也都會運用晚上的寧靜時間，寫下自己的想法，反省自己的這一天。

4.把全世界的聲音都關掉。我有些親友會用助眠音效播放器，效果不錯，可以幫你擋掉鄰居的嘈雜聲、樓下的電視聲，或是其他擾人的聲音，讓你能入眠而且好好睡著。耳塞和眼罩也很有用，尤其是坐長途飛機的時候。

5.如果比預定時間早醒，就繼續賴床。這以前會讓我很有壓力，躺在那邊瞪著天花板，氣自己少睡了一段時間，有時我還會起床做家務事。現在我則會用這段時間做正念冥想，這可以幫助我再度睡著，或者不會讓我因失眠產生壓力。

6.服用褪黑激素補充劑。褪黑激素是自然生成的激素，可以幫助你從時差中恢復，以及在經過長途飛行之後，讓生理時鐘（Circadian Rhythm）回到正常。我認識的職業球員對褪黑激素都讚不絕口。

7. 早上起床的時候，去尋找陽光。我會拉開窗簾，讓光線灑進來。有時我會走去外面，感受陽光照在我的臉上，這會讓我更清醒。陽光讓我的身體和大腦知道，該是上工的時候啦。

我的秘密武器——朋友

我獲得了相當不錯的成就，聽起來可能很怪，不過成功可能會引起自己和他人的負面能量。說到成功一定會談到的話題，就是錢。在每一個賽事，網球球評和運動作家都很愛談論總獎金和各名次的獎金：「他今天如果贏球，就可以獲得X美元，或者Y歐元，或者Z貨幣的獎金。」

我盡量從正面角度來看待金錢的不良影響，不過我也承認金錢對於生活的重要性。我很清楚金錢代表的意義，也知道如果能夠擁有比較多錢，日子會好過得多。錢的其中一個好處是，能幫我省下時間，不必擔心沒錢繳帳單，或是沒錢買吃的。我有一些物質上的享受，家人也能夠有房子、車子，這些基本品都是我們以前所沒有的。不過這不代表一切，我很清楚、也很重視這一點。我的親友都會盡力確保我不被成功的戰利品沖昏頭。

這就要談到驅策我邁進正面態度的另一個關鍵力量：我身邊的人，這項要素使我能夠排除金錢和成功造成的壓力。

我非常注重身邊的每一個人，我醒著的時間幾乎和治療師、經紀人及教練在一起。我女朋友大多數時間都陪著我，我父母也是，他們都是非常客氣、謙虛、過著平常日子的平常人，也經歷過很多順境和逆境。他們在我身邊給我更多的幫助與支持，只要我遇到困難，他們都能帶給我經驗、智慧和安慰。

這一點非常重要。一般都覺得網球是個人的運動，要一個人面對網子對面的對手。這只是表面而已，網球其實要靠團隊的努力。我所達成的一切，都是團隊努力的成果。每位成員都做好自己的職責，我們都同心協力，也都了解其他人做些什麼、目的何在。唯有這樣，我才能把球打好，這有助於建立團隊精神，而團隊精神正是推動成功的背後力量。

我把身邊的人都視為家人（有些也的確是家人），我們也都認為彼此最重要的關係是友誼，其次才是工作夥伴，否則我沒辦法把打球打好。我一定要和身旁的人有所連結，跟他們分享各種好的、壞的想法，還有分享生活中各種重要的感受：快樂和喜悅，擔憂和壓力。

他們還有另一項重要的工作：要確保**我還是我**，有著同樣的觀念和性格，一路都沒有變。他們讓我不會忘記自己是誰、在哪裡成長。這是他們的任務，而且他們非常認真執行。

（最近我的防護員艾馬諾維奇大大稱讚了我一番：「兩年前，你贏得所有巡迴賽，囊括所有大滿貫賽的冠軍，而且之後還繼續贏球。不過你最大的成就是，你一點都沒變，你還是一樣的你。」

他最好是要講這些好話給我聽，因為我是他女兒的教父。

開玩笑的啦，不過大家可以看出來，我們的關係不只是防護員和球員而已，他是我最好的朋友之一，這對我無比的珍貴。）

你可能注意到這本書最前頭，引用了一句邱吉爾的話：「我們藉獲得來維持生活，因付出而活出價值。」因此，你為身邊的人付出多少，你的心靈就會成長多少，你的人性也跟著提升多少。

愛、喜悅、快樂和健康：這些是我永遠在尋找的，而且我努力不把這些視為理所當然。我一直要自己去意識到自己、意識到人生、意識到他人，還有意識到自己所處的世界。

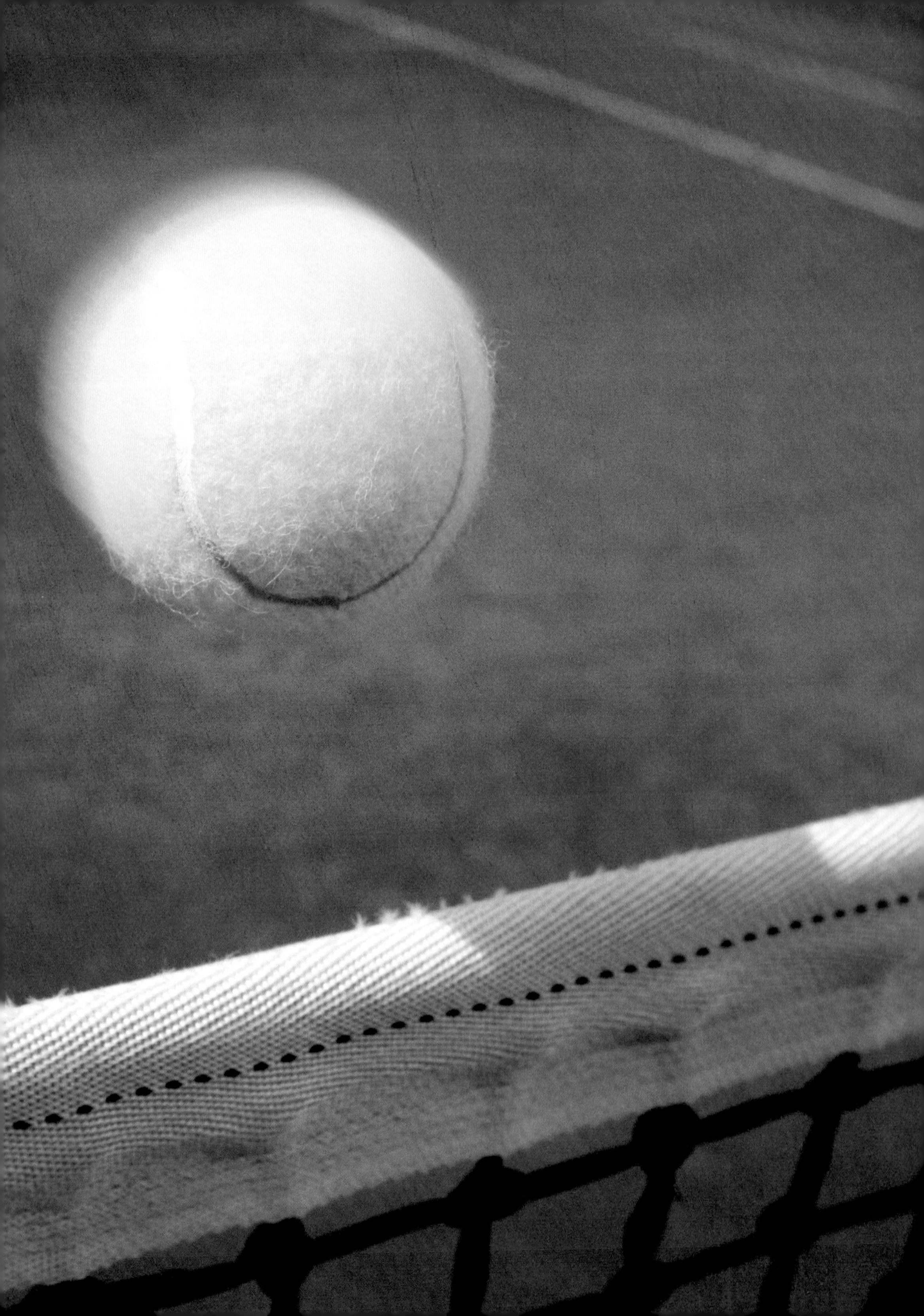

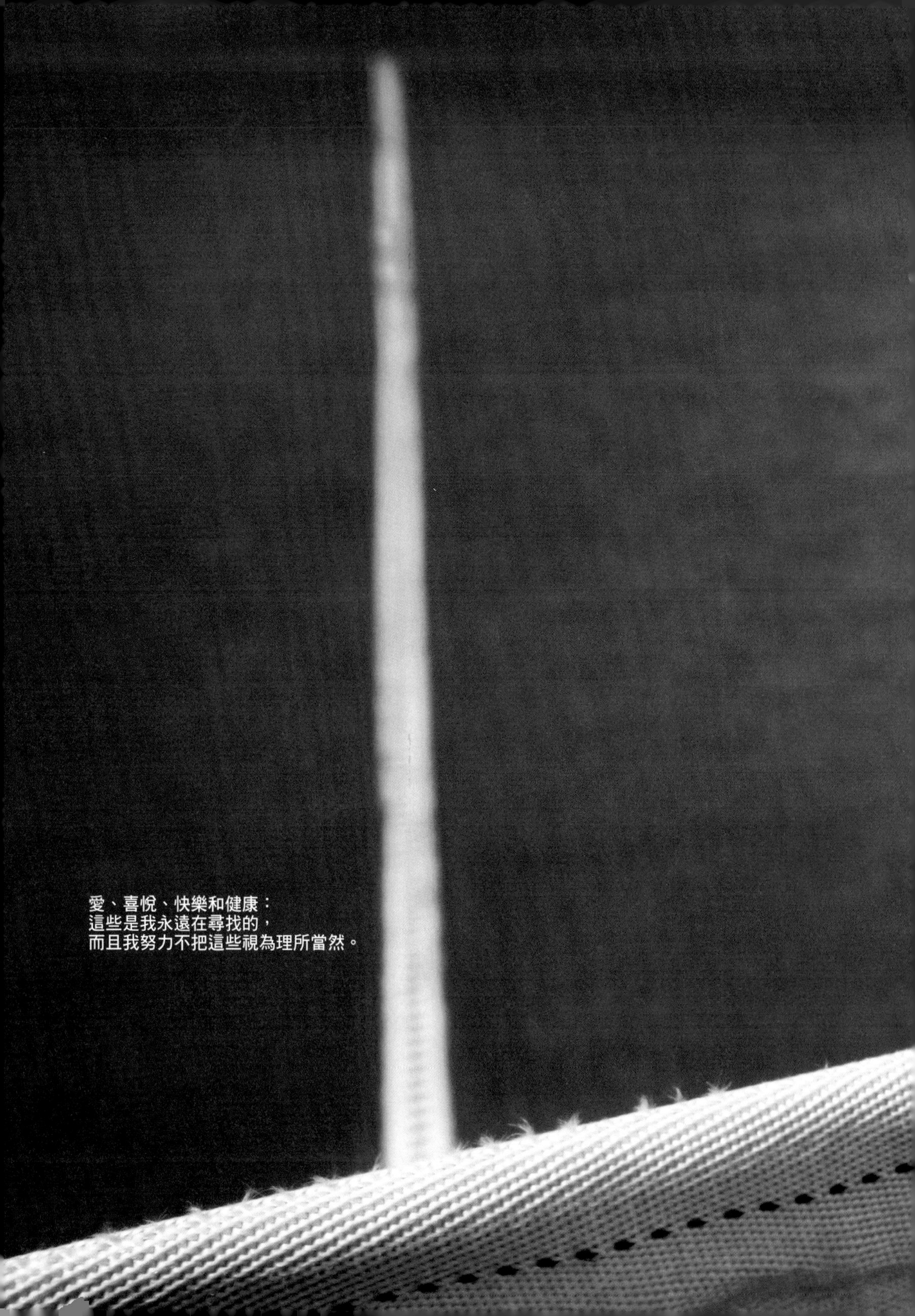
愛、喜悅、快樂和健康：
這些是我永遠在尋找的，
而且我努力不把這些視為理所當然。

這就是最好的正念，不是嗎？

這些都有助於我的成功，不過還有一件事驅策著我：我希望想追隨我的人，能夠看見我做了些什麼、怎麼做到，然後將我的經驗化成他們成功的動力。光是這樣，對我來說就是莫大的激勵，讓我抱持正面態度、持續努力。我時時要求自己要謙虛，不過我也知道，能夠有今天並非憑空而來，這一點都不容易。我來自一個曾經飽受戰爭摧殘的地方，來自一個食物短缺、管制、制裁和禁運的時代。我們國家和網球根本毫無淵源，我們家也沒錢送我去打巡迴賽，不過我還是成長了，成為世界排名第一。

因此，沒人可以對我說「這是不可能的。」相信我，這在當時看來真的不可能。鮮少有人相信我可以做到。如今，我有幸能跟這些相信我的人在一起，讓我成為今天的我。這就是為什麼我會說：「身旁的人是什麼樣，你就是什麼樣。」在你努力邁向自己的成功途中，好好思考這句話，以及這章裡談到的種種。這些信念就是我人生的基礎。

保持專注可能會無比困難，每個人都要應付壓力、緊張和沮喪。老子今天不爽，管他去、去他的……這些念頭都很正常，因為你畢竟是人。不過請記住，能不能好好控制自己，克服這些情緒，將決定你的生活品質。我的生活品質來自於我身邊的這些人，也來自於我對他們的愛。他們每天都提醒我，要專注在真正重要的事情上，把自己的沮喪和恐懼都擺到一旁。就算我的職業生涯明天告終，我所能留下的只有這些朋友和家人，那，也已經綽綽有餘。

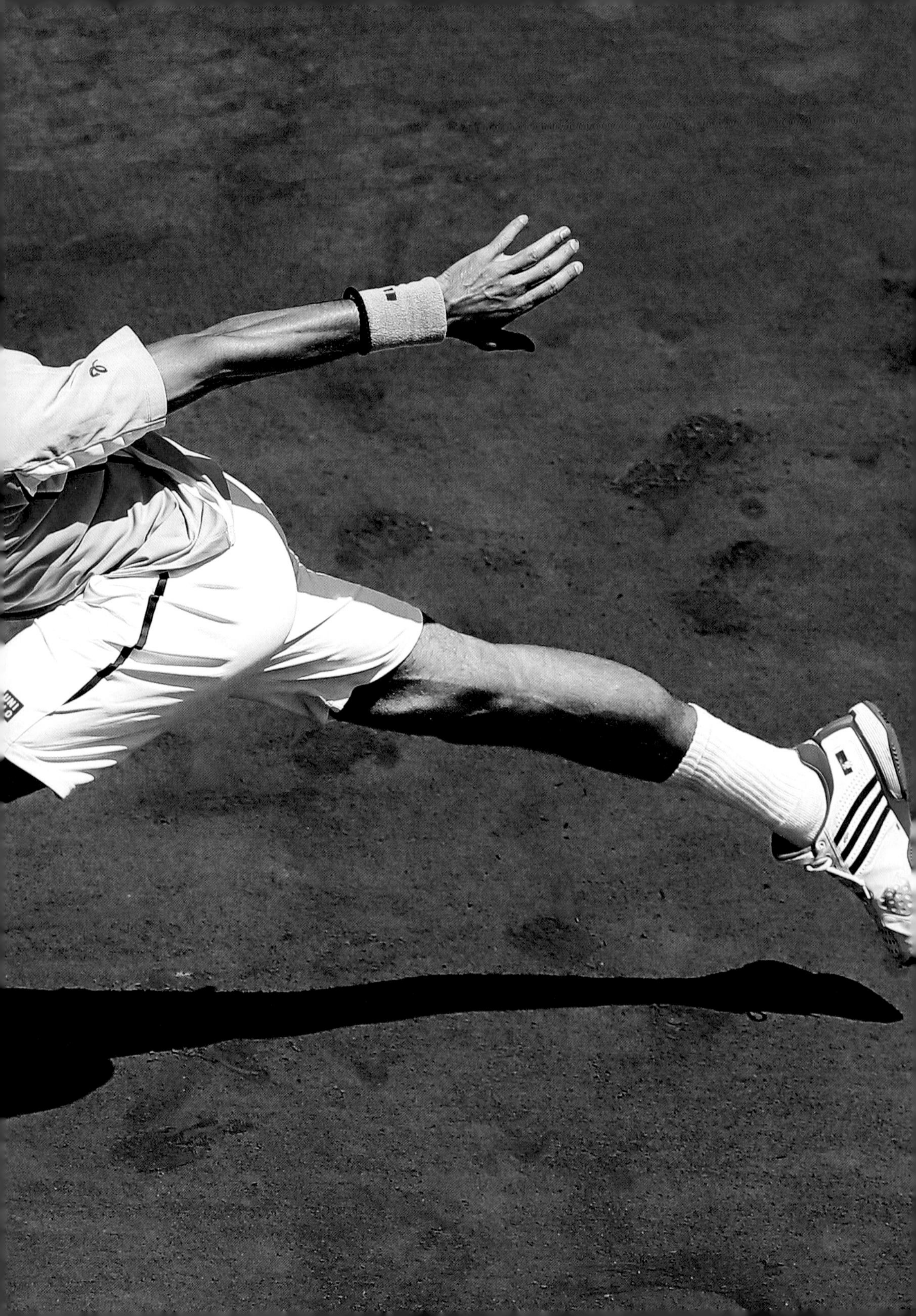

第7章
人人做得到的健身計畫

幾種簡單的健身運動，
能幫你提升柔軟度、舒解壓力、恢復體能，
不論你的體適能狀況如何，都可以表現更好。

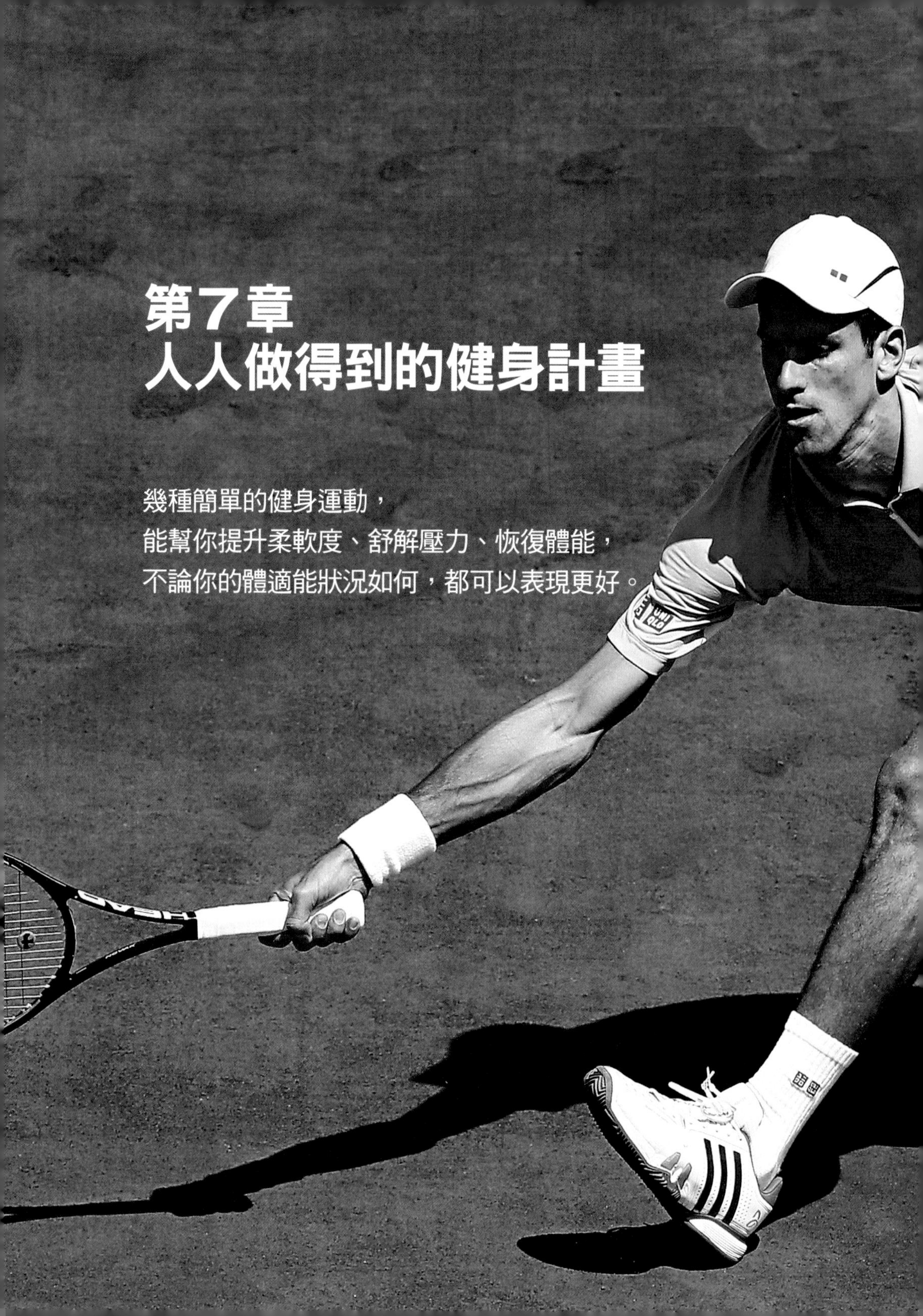

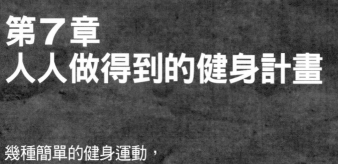

我一天醒著的時間有十六個小時左右，其中大概有十四個小時用來做以下三件事：一、打網球；二、訓練，為了把網球打好；三、吃東西，為了把網球打得更好。我一整年有十一個月每天就在做這些事——因為職業網球的球季就是這麼長（我從五月開始會有幾星期的休假，但休假時還是會花大多數時間做上述三件事，不過也會花很多時間健行、划獨木舟和騎自行車）。

要成為第一，和世界上體能最好、能力最強的運動員競爭，就要付出這些：堅持不懈的身心準備，一星期七天、一天十四小時。

那麼，你準備開始了嗎？

還沒？

我可以理解，我的身體需求跟你的應該相去甚遠（如果相近，那你應該是有防護員和教練，而且可能下個週末會跟我在巴黎對打）。

不過我還是想跟大家介紹我做的幾種健身運動，這可能會大大改變你的人生，這些健身運動不完全是訓練。不論你的體適能狀況如何，只要在目前的健身計畫中加進一些小方法，都會有所幫助。要知道，本書建議的飲食調整，會讓你感覺自己越來越進步。不管你從事什麼運動，都應該善用這種感覺來加強身體能力。還有，不論你喜歡長跑、舉重還是網球（想也知道，我當然推薦網球），這幾項健身運動的技巧對你都有幫助。

這些健身運動不只是為了增進體適能（雖然的確有這個效果），更能提升你的表現，因為這些方法能讓你在從事運動之前更有效熱身。它們能夠提升柔軟度、控制壓力，而且對於一項被忽視的重要訓練面向——恢復，也會帶來極大的幫助。

重點是，這些健身運動讓我獲得優勢，要不是這些運動，我沒辦法達到目前的水準。

對我來說，每次練球、每次重訓、每一場比賽，前置作業都一樣：十到十五分鐘的運動，在健身房跑步或騎車，然後在旁邊做動態伸展，強度都不會太高——只是要讓我的肌肉暖身。踩健身車的話，速度會設定在第一段或第二段，因為我必須非常小心避免受傷。即使是趣味性的公益表演賽，沒有充分熱身我也不打，安全至上。

接著我會做動態伸展，這可以讓身體真正醒過來。

達到「真正的」柔軟度

如果你不熟悉動態伸展這個名詞，可以這樣理解，伸展可以分兩種：靜態和動態。靜態伸展就是我們在韻律教室做的那種，維持一個伸展姿勢三十秒，這對我幫助不大。我學了動態伸展之後（後文會詳細介紹），可以感覺到自己身體真正準備要好好發揮，也能輕鬆達到前所未有的柔軟度。

對我而言，「真正的」柔軟度不在於有沒有辦法彎腰摸到自己的腳指頭（雖然我摸得到）。這不是在練軟骨功，重點在於身體能不能做到贏球所必須的動作。動態伸展能幫我做到，是因為「動態」的伸展，重點就在持續做動作，這就是我喜歡這方法的原因，讓我更容易做到所有動作。動態伸展還能刺激中樞神經系統，促進血液循環，同時產生肌力與爆發力。所以，這種暖身方式真的適合所有運動項目。

我的建議是：做五分鐘的輕度慢跑或騎固定式腳踏車，讓身體放鬆，準備開始活動，同時加快心跳速度。緊接著做動態伸展操，每組動作連續做十次（當身體開始慢慢能夠做到這些動作，就可以將次數增加到十五甚至二十次）。每一組伸展動作不要超過五分鐘，做完應該就會流汗了。這是好現象，表示你的暖身真的讓身體開始熱起來了。以下就是我最常做的九種動態伸展操。

① 開合跳 Jumping jacks

這動作大家應該都知道怎麼做，如果不知道的話——兩腳併攏站立，雙臂自然放在身體兩側。開始時，將雙臂上抬超過頭部，同時向上跳躍，讓雙腿能夠充分向外踢，然後快速回到原本動作，並且重複操作。

② 高抬膝前走 Walking high knees

雙腳與肩同寬站立，肩膀微向後張，背部保持正直。將膝蓋盡量抬高，然後向前跨出一步，另一隻腳接著重複同樣動作，左右腳來回交替。

③ 高踢腿前走 Walking high kicks

雙腳與肩同寬站立，膝蓋不要彎曲，右腿往上踢，輕輕踢到左手臂，同時向前一步。右腳一接觸到地面，左腿和右臂立刻重複上述動作，左右腳來回交替。

④ 波比跳 Burpees

雙腳與肩同寬站立，雙臂自然伸直，置於身體兩側。做出深蹲動作，盡量往下蹲，同時雙手往前撐在地面上，將重心往雙手移動。雙腿往後蹬，呈伏地挺身的姿勢，緊接著雙腿快速回到深蹲姿勢，站起來。然後重複操作上述動作。

⑤ 弓箭步加側身延展 Lunge with side bend

呈站立姿勢，右腿向前跨出，身體下壓，右膝彎曲至少九十度（左膝不要碰到地面）。保持弓箭步姿勢，左手臂舉過頭頂，將軀幹向右側彎曲（右手可以輕觸地面以保持平衡），然後回到準備姿勢。這樣算是完成一次。

接著換腿做同樣動作。

⑥ 後跨步加向後伸展 Reverse lunge with backward reach

呈站立姿勢，右腿向後跨出，身體下壓，左膝彎曲至少九十度（右膝不要碰到地面）。保持弓箭步姿勢，軀幹朝正前方，雙臂高舉過肩往左後方伸展，然後回到準備姿勢。這樣算是完成一次。

接著左腿向後跨出，雙臂往右肩膀延伸，做同一組動作。

⑦ 側弓箭步壓腿 Low side-to-side lunge

雙腳張開約兩個肩膀寬，身體朝正前方，兩手抱拳置於胸前。

將重心移往右腿，臀部下沉將身體壓低，右膝同時彎曲。左腿約與地面平行，右腳掌腳掌完全踩在地面上。

不要回到站姿，直接將重心移往左邊，反覆交替操作。

⑧ 反向腿後伸展 Inverted hamstring

以左腳單腳站立，膝蓋微彎，右腳微微抬離地面，雙臂保持在身體兩側。左膝彎度不變，以臀部為軸心，軀幹前傾與地面平行，右腿向身體後方延伸。前傾時，雙臂從身體兩側向外張開，與肩膀保持水平，掌心朝下。軀幹前傾時，右腿要與身體保持一直線。回到預備姿勢，完成左腿的動作。

接著右腿操作同一組動作。

⑨ 毛毛蟲走路 Inchworm

雙腿伸直站立，身體向下彎曲，雙手著地，兩腿保持正直（做這個動作時，你的腿可能得彎一下，不過盡力而為）。用雙手往前走，走到最極限的位置，不要讓髖部垮下來。身體完全伸展之後，停住，雙腳以小步伐走向雙手，讓臀部頂向天空，身體呈屈體姿勢。這整套動作是在模仿尺蠖蟲，到這邊算是完成一次。請做五次向前的動作，五次向後。做向後的動作時，以彎腰的姿勢雙手著地，然後雙腳盡量向後走。身體完全伸展之後，停住，雙手慢慢往回走向雙腳，臀部往上頂，身體呈屈體姿勢。

滾吧，痠痛肌肉

對網球員而言，恢復是終極目標——你可能晚上十一點才打完折磨人的四小時大戰，隔天中午又要比賽。所以我幾乎每天都會做一些按摩，幫肌肉消除疲勞，也讓身體可以處理掉長時間比賽或訓練累積的毒素。我認為馬殺雞是必需品，不是奢侈品。這對大多數人來說剛好相反，我也可以理解，因為的確所費不貲。不過如果你可以投資在專業的按摩上，就算只有一個月一次，也會看見長期成果。

按摩不只是因為肌肉「緊緊的」，也不只是肌肉撕裂、修復、再度撕裂這麼簡單。舉例來說，要讓筋膜盡量保持柔軟度，按摩就是很重要的方法。筋膜是一種強韌的物質，包覆在肌肉和結締組織表面，也會滲入肌肉纖維內，功能是支撐和減震（想想在切生雞胸肉的時候，外面包著那層像是白色塑膠的薄膜，那就是筋膜）。筋膜要是僵硬緊繃，肌肉就無法正常運作，你就會疼痛甚至受傷。定期按摩可以讓肌肉（還有肌肉裡外的筋膜）放鬆，保持健康。

這邊要提個有趣的想法：如果你可以每天幫自己按摩，一次收個二十美元，如何？

這就要談到我訓練當中的另一個重要部分：瑜珈滾輪肌肉自我按摩（foam rolling）。瑜珈滾輪是一種實心的泡棉柱，長度通常在九十公分左右，在運動用品

① 膕旁肌 Hamstrings roll

瑜珈滾輪置於右膝蓋下方，腿打直，左腿跨到右腳踝上，雙手撐地保持平衡，背部自然微拱。身體往前移動，讓滾輪慢慢滾到臀肌的位置，然後前後來回滾動。

接下來讓滾輪在左大腿下來回滾動。如果用一條腿滾動太吃力，可以兩條腿都放在滾輪上做這個動作。

② 臀肌 Glutes roll

瑜珈滾輪置於右大腿下方，臀部下來一點的位置，然後坐到滾輪上。右腳踝跨到左大腿上，雙手撐地保持平衡。身體往前，讓滾輪滾動到下背部，然後前後來回滾動。再把滾輪放到左臀下方，重複這個動作。

③ 髂脛束 Iliotibial- band roll

髂脛束（iliotibial band, IT band）是一條堅韌的結締組織，位於大腿外側，從髖部開始伸延，連結到膝關節下方。髂脛束緊繃會造成髖關節滑囊炎或是膝蓋疼痛。

操作時先左側臥，左邊髖部放在瑜珈滾輪上，滾輪跟腿呈垂直，雙手放在前方撐地保持平衡，右腿跨過左腿，右腳踩在地板上。身體慢慢上抬，必要時可用手出力輔助，讓滾輪滾到膝蓋的位置，然後來回滾動。

店都買得到。讓自己身體各部位在這個滾筒上滾動，就等於是在「自我按摩」。這麼做可以讓堅韌的結締組織放鬆（例如筋膜），減少肌肉僵硬的狀況。效果如何？柔軟度和活動力都會更好，肌肉也可以充分發揮。而且這隨時都可以做，就算在講電話也行（萬一出門在外沒帶瑜珈滾輪？那就用網球！）

如果你以前從沒做過，我應該警告你：這可能會讓你很「痛快」。不過我認識的每一個防護員都說，如果有某個部位真的很痛，就要特別加強，這表示這邊的肌肉很緊繃，需要多多關照。好處是，越常去按摩它，它就越不會覺得緊，因為這會讓肌肉有更多支撐的力量。

那要怎麼操作？很簡單：把瑜珈滾輪放到你想按摩的肌肉部位下面，然後讓這個部位前後滾動三十秒。如果碰到了最痠痛的點，就停下來五到十秒。就這麼簡單。

以下是我常做的九種動作。

接著改右側臥，滾輪放到右髖部下方，重複上述動作（如果做久了覺得這個動作太簡單，右腿可以不要撐在地上，改放到左腿上）。

④ 小腿 Calf roll

瑜珈滾輪置於右腳踝下方，右腿打直，滾輪跟腿垂直。左腿跨到右腳踝上，雙手撐地保持平衡，背部自然微拱。身體往前，讓滾輪滾到右膝下方，然後來回滾動。

接著把滾輪放到左小腿下方，重複這個動作（如果這個動作太難，可以雙腿都放到滾輪上）。

⑤ 股四頭肌和髖屈肌 Quadriceps and hip flexors roll

面向地板趴下，瑜珈滾輪置於右膝下方，滾輪跟腿垂直。左腿跨到右腳踝上，手肘撐地保持平衡。身體往後，讓滾輪滾到右大腿頂端，然後來回滾動。接著把滾輪放到左大腿下，重複這個動作（如果這個動作太難，可以雙腿都放到滾輪上）。

⑥ 鼠蹊 Groin roll

這動作沒有聽起來那麼有趣。面向地板趴下，手肘撐地保持平衡。瑜珈滾輪放在旁邊，跟身體平行。右大腿抬到跟身體接近垂直的位置，大腿內側壓在滾輪上，高度略高於膝蓋。身體往右移動，讓滾輪滾動到骨盆位置，然後來回滾動。

接下來把滾輪放到左大腿下，重複這個動作。

⑦ 下背 Lower- back roll

仰臥，瑜珈滾輪放在中背部，手臂在胸前交叉。屈膝，雙腳平踩在地板上。髖部慢慢抬離地面，下背前後滾動。

⑧ 上背 Upper- back roll

仰臥，瑜珈滾輪放在中背部，靠近肩胛最下緣。雙手抱頭，兩個手肘盡量靠近。髖部慢慢抬離地面。

動作要慢，讓上背部隨著瑜珈滾輪而彎曲。接著回到開始的姿勢，稍稍前後滾動——讓滾輪滾到上背部的上方，然後反覆操作。再從頭做一次，這樣算是一輪。

⑨ 肩胛 Shoulder- blades roll

仰臥，瑜珈滾輪放在上背部，靠近肩胛最上緣，手臂在胸前交叉。屈膝，雙腳平踩在地板上。慢慢將髖部抬離地面，讓滾輪在肩胛骨和中背、上背之間來回滾動。

幫身心都拉拉筋

我做瑜珈的原因有好幾個，其中之一是可以幫我保持放鬆。我的背和髖部有時會僵硬，瑜珈是非常有效的解決方式。此外，瑜珈的呼吸方法也讓我的頭腦能夠清醒。

幾年前我天天都做瑜珈，現在則是在賽事和賽事之間的訓練期間，以瑜珈補充訓練。如果身體告訴我今天有點緊繃，或是覺得壓力過大，我就會做瑜珈。

瑜珈的歷史非常久遠，經過幾千年來千百萬人的運用，一定錯不了。我在這邊要介紹的簡單循環，是由幾項非常基本的動作所組成，若各位有興趣，可以更深入研究。我建議大家都去找適合自己的瑜珈課程，並且定期去練習。

（我知道有些人可能對瑜珈有所質疑，不過這對運動能力和柔軟度的幫助真的很大。我認識的頂尖運動員，都會做一定程度的瑜珈）。

我做的動作是模仿自四種動物：兔子、貓、狗和眼鏡蛇。這四套動作讓我全身大部分地方都能伸展到，做完一個循環會讓我非常放鬆。在重訓後最適合做這個循環，晚上睡覺前也是不錯的時機，因為它除了增進柔軟度，還有減壓的效果。

每一個姿勢都要維持三十秒到一分鐘，而且要特別注意呼吸，要用鼻子慢慢的深呼吸。初學者如果目前覺得動作難度太高，應該漸進調整適應（你一定會進步的）。

① 兔式 Rabbit

也有人說是「嬰兒式」。首先，雙手和雙膝撐地跪趴，背挺直，臀部在膝蓋正上方，肩膀在手腕正上方。臀部往後坐下，往腳跟移動。雙臂向前伸直，讓額頭頂住地板（用手將身體往後推，使臀部碰到腳跟）。

② 貓式 Cat

回到兔式的準備姿勢，雙手和雙膝撐地。像貓一樣將背脊朝天花板拱推，接下來將手掌按到地面，尾骨慢慢放下，吐氣。

③ 犬式 Dog

這個姿勢更廣為人知的名稱是「下犬式」。回到預備姿勢，雙手和雙膝撐地。接著雙手略往前移，移到肩膀前方的位置。腳尖抵住地面，臀部抬起來，雙腿伸直。手臂保持伸直，雙手十指張開，手掌按在地面上。腳跟盡量往下踩，踩到地面上。

④ 眼鏡蛇式 Cobra

延續著犬式，將重心往前移，使胸部高於雙手，同時臀部下壓，呈伏地挺身的姿勢。手肘慢慢彎曲，讓身體貼近地面，手掌在胸旁兩側接近肋骨的位置，稍微休息。十隻腳趾都踩住地板，手掌撐住地面將頭和胸部挺起，帶動肋骨和腹部離開地面，使背部形成一個拱形。肩膀向後收，讓上胸打開。這時眼睛應該是看著前方，或是微微往上看。

好用的瑜珈滾輪

瑜珈滾輪（foam roller）是按摩的好工具。在運動前操作，可以舒緩肌肉緊繃、增加血液循環，達到熱身效果；在運動後操作，則有助於排除運動所產生對身體無益的物質，加速復原。

瑜珈滾輪在運動器材行、瑜珈教室、運動中心都買得到。

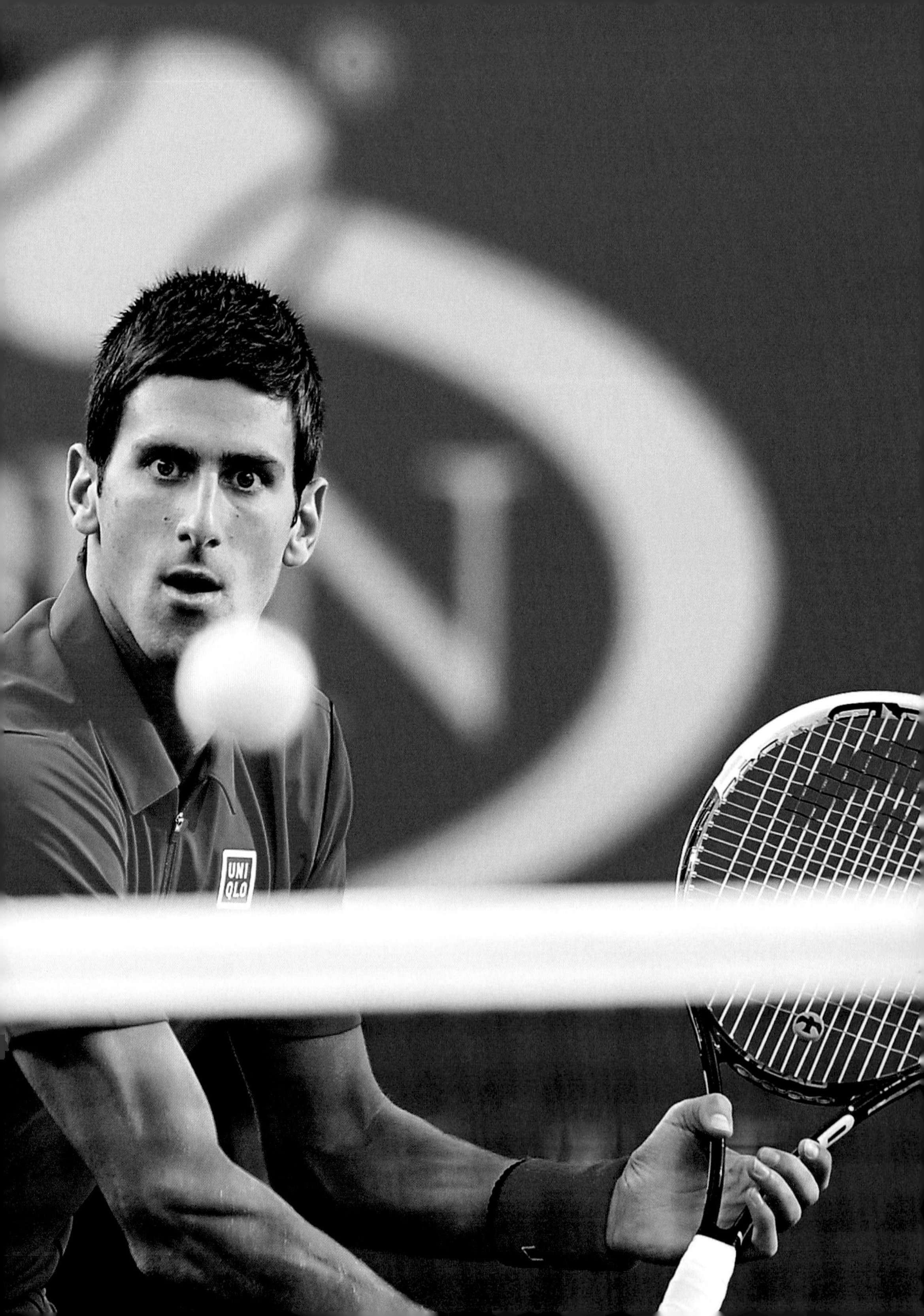
UNI
QLO

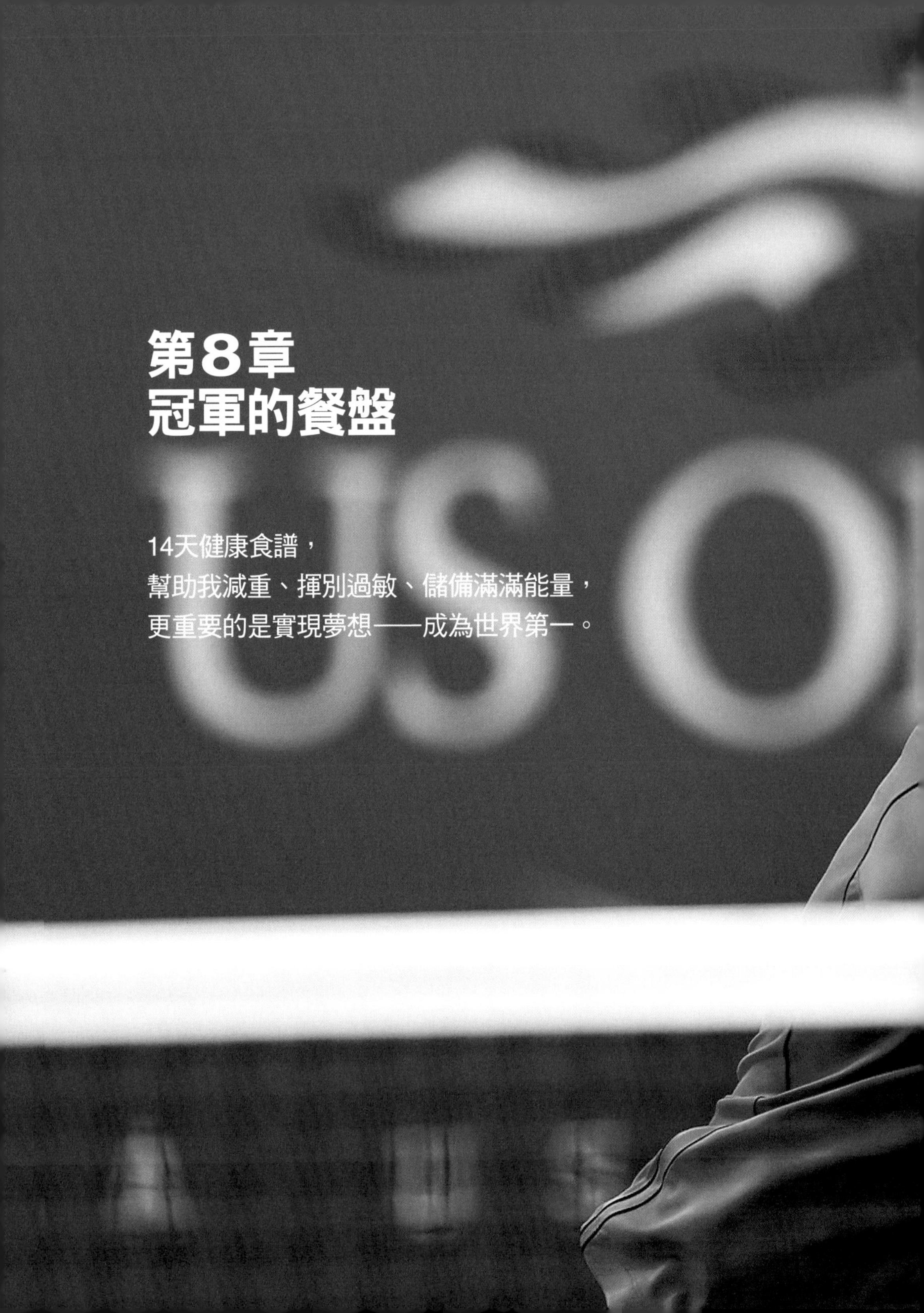

第8章
冠軍的餐盤

14天健康食譜，
幫助我減重、揮別過敏、儲備滿滿能量，
更重要的是實現夢想——成為世界第一。

飲食的建議

目前市面上已不缺乏無麩質、無奶成分的食品，甚至在主流餐廳、雜貨行都找得到。但是如前所說，不論我旅行到哪裡，總會找房間本身附廚房的飯店。知道自己到底吃的是什麼，能夠跟家人一起花很多的時間煮飯、吃飯，總是讓我格外開心。

這些食譜完全符合我對飲食的建議，由身兼作家、主廚的坎蒂斯・庫麥（Candice Kumai）貼心地依據我的飲食習慣（也恰巧與她的飲食習慣相同）所研發。

不管你選擇親自做這些料理，煮一道你家人最愛的餐點，或者只是叫外賣，切記：怎麼吃跟吃什麼一樣重要。認真看待你吃下肚的東西，因為它很快會成為你身體的一部分。

食譜 RECIPES

早餐

蔬果奶昔

午餐

點心

晚餐

活力五穀早餐〔兩人份〕
Power Bowl Muesli

材料：

1杯	→ 有機無麩質燕麥片
1/2杯	→ 小紅莓乾
1/2杯	→ 金黃葡萄乾
1/2杯	→ 南瓜籽或葵花籽
1/2	→ 杏仁片
適量	→ 米漿或杏仁奶（依個人喜好）
適量	→ 香蕉、莓果或切片蘋果（依個人喜好）
適量	→ 天然糖精（依個人喜好）

作法：

STEP 1 在中型碗中，混合燕麥片、小紅莓、葡萄乾、南瓜籽或葵花籽以及杏仁片。如果在旅途中，可以用可重複密封的塑膠袋取代碗。

STEP 2 搭配米漿或杏仁奶；以及香蕉、莓果或切片蘋果食用。*

* 如果需要，可以加點你最喜歡的天然糖精。

燕麥（無麩質）佐腰果醬、香蕉〔四人份〕

Gluten- Free Oats with Cashew Butter and Bananas

材料：

2杯 → 有機無麩質燕麥片

2根 → 熟的硬香蕉，斜切成薄片

3大匙 → 天然腰果醬或杏仁醬

1大匙 → 紅糖

1/4杯 → 剁碎的黑巧克力（依個人喜好）

適量 → 米漿或無糖杏仁奶（依個人喜好）

作法：

STEP 1 在一個中型鍋中倒入4杯水煮沸，加入燕麥煮3到5分鐘，依你喜歡的濃稠程度而定。平均分量將燕麥粥舀到4個碗裡。

STEP 2 把香蕉分別放到燕麥粥上，再一一加上1/4份的腰果醬、紅糖跟黑巧克力（如果你喜歡）。也可再依個人喜好加入米漿或杏仁奶。

藍莓杏仁醬奶昔〔四人份〕
Blueberry Almond Butter Smoothie

材料：

2杯 → 冷凍藍莓
1根 → 冷凍香蕉
2大匙 → 杏仁醬
1杯 → 新鮮菠菜
2杯 → 無糖杏仁奶

作法：

把藍莓、香蕉、杏仁醬、菠菜、杏仁奶放入果汁機攪拌，直到混合均勻。*

草莓香蕉奶昔〔四人份〕
Strawberry Banana Smoothie

材料：

2杯 → 冷凍草莓
1根 → 冷凍香蕉
1大匙 → 杏仁醬
1杯 → 新鮮菠菜
2杯 → 無糖杏仁奶

作法：

在大型果汁機中，倒入草莓、香蕉、杏仁醬、菠菜及無糖杏仁奶後攪拌，直到混合均勻。*

* 分裝成4杯，立刻上桌。

* 必要時可以暫停攪拌（注意安全），用抹刀把果汁機內側壁面刮乾淨，再開始攪拌至泥狀。

芒果椰子奶昔〔四人份〕

Mango Coconut Smoothie

材料：

2杯 → 冷凍芒果
1根 → 冷凍香蕉
1大匙 → 杏仁醬
1大匙 → 椰子絲
1杯 → 芥蘭葉，去莖
2杯 → 米漿

作法：

在大型果汁機中攪拌芒果、香蕉、杏仁醬、椰子絲、芥蘭葉及米漿，直到混合均勻。*

巧克力杏仁醬奶昔〔四人份〕

Chocolate Almond Butter Smoothie

材料：

3根 → 冷凍香蕉
2大匙 → 有機巧克力糖漿
2大匙 → 杏仁醬
1杯 → 芥蘭葉，去莖
1/2杯 → 冰塊
1又1/2杯 → 無糖杏仁奶

作法：

在大型果汁機中攪拌香蕉、巧克力糖漿、杏仁醬、芥蘭葉、冰塊及杏仁奶，直到混合均勻。*

香草杏仁奶昔〔四人份〕
Vanilla Almond Smoothie

材料：

3根 → 冷凍香蕉
2大匙 → 杏仁醬
1小匙 → 有機香草精
1大匙 → 蜂蜜
1杯 → 新鮮菠菜
1/2杯 → 冰塊（或視需要）
1又1/2杯 → 無糖杏仁奶

作法：

在大型果汁機中攪拌香蕉、杏仁醬、香草精、蜂蜜、菠菜、冰塊及杏仁奶，直到混合均勻。*

* 分裝成4杯，立刻上桌。
* 必要時可以暫停攪拌（注意安全），用抹刀把果汁機內側壁面刮乾淨，再開始攪拌至泥狀。

青醬義大利麵（無麩質）〔四人份〕
Gluten- Free Pasta with Power Pesto

材料：

3杯 → 羅勒葉（包裝寬鬆那種），可多備供調味
3/4杯 → 核桃約略剁碎
3瓣 → 大蒜，約略剁碎
1/2小匙 → 海鹽
1/2杯 → 特級初榨橄欖油
2大匙 → 新鮮檸檬汁
5杯 → 米製義大利麵
適量 → 日曬番茄乾，約略剁碎（依個人喜好）

作法：

STEP 1 製作青醬時，將羅勒、核桃、大蒜、海鹽放入食物處理機，充分攪拌直到呈現粉狀。緩緩加入橄欖油，再攪拌約1分鐘，讓所有材料打得細碎但仍保有口感。倒入檸檬汁攪拌，嘗一下味道以調味。把打好的醬料倒入大碗裡。

STEP 2 在一只中型鍋裡，依包裝指示煮熟米製義大利麵。瀝乾，留下部分煮麵水。將麵跟青醬徹底攪拌，若太濃稠則加入一點煮麵水。麵上頭可依喜好撒上一點羅勒或番茄乾。

蔬菜義大利麵（無麩質）〔四人份〕
Gluten- Free Pasta Primavera

材料：

2大匙 → 特級初榨橄欖油
2瓣 → 大蒜，剁細碎
1顆 → 黃色夏南瓜，縱切對半，再切成半月型薄片
1條 → 櫛瓜，縱切對半，再切成半月型薄片
1/2束（1/2磅）→ 蘆筍，修整乾淨然後斜切成段
4杯 → 米製義大利麵
1/4杯 → 日曬番茄乾，切薄片。可依喜好多備供調味。
1/4小匙 → 海鹽
2大匙 → 磨碎的純素起司，撒在麵上（依個人喜好）
適量 → 剁碎的新鮮香料，如荷蘭芹或羅勒（依個人喜好）

作法：

STEP 1 用深底大煎鍋，開中火，倒入橄欖油、大蒜爆香，約5分鐘。

STEP 2 放入切片的南瓜、櫛瓜、蘆筍，偶爾翻動一下，煎煮約8分鐘，等它軟化。

STEP 3 同時間，用大鍋煮義大利麵。把水瀝乾，麵留鍋中。

STEP 4 蔬菜煮軟後加入麵裡，充分攪拌。倒入番茄乾、海鹽後攪拌。可依喜好在麵上撒全素起司，上菜時再撒上新鮮香料跟一點的番茄乾。

辣味蕎麥麵沙拉〔四人份〕

Spicy Soba Noodle Salad

材料：

1包 → 8盎司裝的無麩質蕎麥麵
1顆 → 紅甜椒，縱切對半，去籽，再細切成條狀
1杯 → 芝麻葉
2大匙 → 壓碎的腰果
2大匙 → 剁碎的新鮮羅勒葉
適量 → 萊姆塊（依個人喜好）

辣味油醋醬材料：

2大匙 → 綿密的有機花生醬
1小匙 → 低鈉醬油
2大匙 → 熟芝麻油（roasted sesame oil）
2大匙 → 米醋
2小匙 → 辣醬，如紅雞牌越式辣椒醬（sriracha）或Tabasco醬
1小匙 → 龍舌蘭蜜或蜂蜜

作法：

STEP 1 依包裝指示煮蕎麥麵。瀝乾後用冷水沖洗一下，靜置一旁。

STEP 2 在煮蕎麥麵的同時，在大碗裡攪拌油醋醬的材料，充分混合。

STEP 3 在同一碗裡，把冷卻的蕎麥麵慢慢放進油醋醬中，充分拌勻再加入甜椒跟芝麻葉。

STEP 4 麵上撒上腰果跟羅勒。也可依喜好擠上萊姆汁。

日曬番茄乾與藜麥沙拉〔四人份〕
Sun- Dried Tomato and Quinoa Salad

醬汁材料：

2大匙 → 特級初榨橄欖油
3大匙 → 義大利黑醋（balsamic vinegar）
1小匙 → 蜂蜜
1/2小匙 → 海鹽
1小匙 → 狄戎芥末醬（Dijon mustard）

沙拉材料：

4杯 → 煮熟、冷卻的藜麥
1/2杯 → 含油包裝的日曬番茄乾*，切薄片
1/2杯 → 羅勒葉，搗碎
1/4杯 → 松子
1杯 → 芝麻葉

作法：

STEP 1 在大攪拌碗中，加入橄欖油、醋、蜂蜜、海鹽跟狄戎芥末醬後攪拌均勻。

STEP 2 加入藜麥、番茄乾、羅勒、松子跟芝麻葉，輕輕翻動使其沾滿醬汁。

* 要減少熱量，可以選用日曬番茄乾，泡水將其復原。

香烤醬油杏仁〔六人份〕
Roasted Tamari Almonds

材料：

4杯 → 生杏仁
2大匙 → 融化的椰子油
2大匙 → 無麩質醬油（tamari）
2大匙 → 乾燥的奧勒岡（oregano）
2小匙 → 大蒜粉

最後加入的調味料：

1/2小匙 → 辣椒粉
1小匙 → 大蒜粉
1/2小匙 → 細海鹽

作法：

STEP 1 烤箱預熱到華氏350度。兩個烤盤鋪好錫箔紙，把杏仁平鋪在烤盤上，烤約8分鐘。烤盤取出烤箱後略為冷卻。烤箱溫度降低到華氏300度。

STEP 2 在一只大攪拌碗中，混合椰子油、醬油、奧勒岡跟大蒜粉。再加入杏仁充分攪拌，確認杏仁完整裹覆醬汁。

STEP 3 把裹上醬汁的杏仁放回烤盤，再進烤箱，烤約8分鐘。烤到一半的時候，翻動一下並交換烤盤位置。

STEP 4 在小碗裡攪拌辣椒粉、大蒜粉跟海鹽。從烤箱取出杏仁，略為冷卻。最後，撒上此調味粉，輕搖烤盤，使其均勻沾附杏仁。把烤好的杏仁放在密封容器裡，可保存兩個星期。

自製鷹嘴豆泥醬佐蘋果／蔬菜沙拉〔十二人份〕
Homemade Hummus with Apples/ Crudités

鷹嘴豆泥醬材料：

2罐 → 15盎司的鷹嘴豆罐頭，清洗後瀝乾

2大匙 → 特級初榨橄欖油

2大匙 → 白芝麻醬（依個人喜好）

1/2顆 → 檸檬擠汁

4瓣 → 烤過的大蒜

1小匙 → 小茴香粉

2大匙 → 無麩質醬油（tamari）

沾醬食用：

4大顆 → 蘋果（最好是又甜又脆，如富士蘋果），切半、去核，再切成小塊

作法：

把所有製作鷹嘴豆泥醬的材料放進食物處理機，攪拌成泥狀。倒入中型碗中，搭配蘋果塊或喜歡的蔬果上桌。

海鱸魚佐芒果及木瓜莎莎醬〔六人份〕
Sea Bass with Mango and Papaya Salsa

醃魚醬料材料：

2罐	→ 15盎司的鷹嘴豆罐頭，清洗後瀝乾
1/4杯	→ 新鮮萊姆汁（2到3顆萊姆）
4大匙加1小匙	→ 特級初榨橄欖油
2大匙	→ 新鮮奧勒岡剁細碎
1/2小匙	→ 小茴香粉
1/4小匙	→ 辣椒粉（依個人喜好）
1/4小匙	→ 海鹽
1又1/2磅	→ 海鱸魚，紅鯛或石魚排（rock fish）
2顆	→ 萊姆，切塊（依個人喜好）

芒果沙拉材料：

1大顆	→ 半熟芒果，去皮、去核，切成半吋寬塊狀
1大顆	→ 全熟的木瓜，去皮後切成半吋寬塊狀
1/2	→ 紅洋蔥，切碎
1/4到1/2根	→ 聖納羅青辣椒（serrano chile）切細碎（依個人喜好）
2大匙	→ 新鮮香菜剁碎
1/2杯	→ 去皮、剁碎的烤紅椒（自己烤味道更佳）
1/2杯	→ 現擠萊姆汁
適量	→ 海鹽供調味

作法：

STEP 1 醃魚：在一只中型碗中攪拌萊姆汁、3大匙再加2小匙的橄欖油、奧勒岡、小茴香、辣椒粉（視需要）、海鹽。放入魚排，翻面，確實沾上醬料。用保鮮膜將碗密封，放進冰箱醃製1到3小時。

STEP 2 製作莎莎醬：把芒果、木瓜、紅洋蔥放入碗中，加入辣椒（如果要用的話）、香菜、烤紅椒、萊姆汁後翻動攪拌。再用鹽調味後放入冰箱。

STEP 3 將烤架或鑄鐵烤盤加熱到高溫。用剩下的2小匙橄欖油小心地替烤架或烤盤上油。從醃醬中取出魚排，放上烤盤。烤4到5分鐘，直到魚肉變結實、不再呈現透明。必要時可移除骨頭。

STEP 4 淋上莎莎醬、佐萊姆塊上桌。

烤番茄〔四人份，作為小菜〕
Roasted Tomatoes

材料：

4杯 → 櫻桃番茄
2大匙 → 特級初榨橄欖油
2大匙 → 義大利黑醋
適量 → 海鹽供調味

作法：

STEP 1　烤箱預熱到華氏350度。把番茄放在9乘13吋的烤盤上，倒入橄欖油，翻動一下讓番茄平均裹油。烤45分鐘。

STEP 2　將番茄從烤箱中取出，略為冷卻後再用義大利黑醋跟海鹽調味。

芥蘭凱薩沙拉佐藜麥〔四人份〕
Kale Caesar Salad with Quinoa

醬汁材料：

1整顆	→ 大蒜
1/4杯	→ 特級初榨橄欖油
1大匙	→ 狄戎芥末醬
1大匙	→ 義大利黑醋
1/8小匙	→ 海鹽
1/2罐	→ 浸泡橄欖油的鯷魚或沙丁魚罐頭，瀝乾
適量	→ 保留1大匙的油當作淋醬（依個人喜好）

沙拉材料：

1束	→ 羽衣甘藍（lacinato）或美國芥蘭（dinosaur kale），去莖
1棵	→ 球莖茴香
1杯	→ 煮熟的藜麥
1/4杯	→ 烤過的松子

作法：

STEP 1　烤箱預熱到華氏350度。整顆大蒜橫切對半，放在一大張錫箔紙上，淋上橄欖油，錫箔紙像信封一樣在蒜頭上方折起封好，烤45分鐘。移出烤箱冷卻。把大蒜從蒜皮中擠出，剁碎。

STEP 2　烤大蒜的同時，把芥蘭切成帶狀。球莖茴香切半，再用曼德林刨絲器削成半月形薄片。

STEP 3　在一只大攪拌碗中，混合狄戎芥末醬、義大利黑醋跟海鹽。加入烤過的大蒜，用湯匙柄將其搗碎後一起攪拌。再緩緩倒入橄欖油，以及沙丁魚油（如果要用的話），一邊攪拌，直到混合均勻。

STEP 4　加入芥蘭、煮好的藜麥、茴香，輕柔翻動使其均勻沾醬。可依喜好加入鯷魚或沙丁魚。最後撒上烤過的松子裝飾。

檸檬烤全雞〔六人份〕
Whole Lemon- Roasted Chicken

材料：

1隻 → 5到6磅的烤肉用雞
1/4杯 → 特級初榨橄欖油
1小匙 → 海鹽
1顆 → 檸檬，切輪狀薄片
3支 → 新鮮百里香
3支 → 新鮮奧勒岡
1整顆 → 大蒜，不剝皮，剝成一瓣一瓣

檸檬香料油材料：

1/2顆 → 檸檬擠汁
2大匙 → 新鮮百里香葉，約略剁碎
2大匙 → 新鮮奧勒岡葉，約略剁碎
2大匙 → 特級初榨橄欖油
1小匙 → 海鹽

作法：

STEP 1 烤箱預熱到華氏400度。把雞洗淨，清除內臟，用紙巾把雞身完全拍乾。

STEP 2 用兩大匙橄欖油輕輕塗抹在一只堅固的烤盤底部。用海鹽調味雞的胸腔，塞入檸檬片、百里香、奧勒岡跟大蒜。

STEP 3 用肉販用的麻繩把雞翅和腿綁緊，雞胸朝上。放入烤盤，用剩下的兩大匙橄欖油塗滿雞身。

STEP 4 在一只中型攪拌碗中，混和檸檬香料油的材料。靜置一旁。

STEP 5 用錫箔紙鬆鬆地把雞包覆起來，進烤箱烤約一個半小時。拆掉錫箔紙後再烤20分鐘。把烤雞移出烤箱，塗上檸檬香料油。再放回烤箱烤約10分鐘，不關烤箱門，直到雞表皮呈現金黃，而烤箱溫度降至華式165度。

STEP 6 取出烤雞，靜置約10分鐘。在烤雞上擠上檸檬汁，撒上新鮮香料即可上桌。

香料鮭魚〔四人份〕
Simple Herbed Salmon

材料：

4片	→ 6到8盎司野生鮭魚排，不去皮
適量	→ 特級初榨橄欖油
適量	→ 檸檬塊
適量	→ 烤番茄

醃漬醬汁：

2大匙	→ 特級初榨橄欖油
2大匙	→ 新鮮百里香葉
2大匙	→ 新鮮奧勒岡葉
2瓣	→ 大蒜，切細碎
1大匙	→ 新鮮檸檬汁，另準備檸檬塊上菜用
適量	→ 海鹽供調味

作法：

STEP 1　烤箱預熱到華氏350度。

STEP 2　在一只小攪拌碗裡，把製作醃漬醬汁的材料混合均勻。

STEP 3　把鮭魚放入醬汁中，翻面，讓兩面都裹上醬汁。小碗用保鮮膜封起，放入冰箱15到20分鐘。

STEP 4　在鐵烤盤的一半尺寸的空間在9乘13吋的（玻璃或陶瓷）烤盆上塗上薄薄一層橄欖油，放上鮭魚排，魚皮朝下。

STEP 5　烤約20分鐘，直到魚肉不再透明，摸起來結實。從烤箱取出後佐檸檬塊上菜，搭配烤番茄當小菜。

煙燻沙朗牛排〔四人份〕
Smoky Sirloin Steak

材料：

1又1/2磅 → 頂級沙朗牛排
2小匙 → 特級初榨橄欖油

調味料：

1小匙 → 煙薰紅椒粉（smoked paprika）
1小匙 → 大蒜粉
1小匙 → 乾燥奧勒岡
1小匙 → 海鹽

作法：

STEP 1 製作調味料：在小碗裡混合攪拌紅椒粉、大蒜粉、奧勒岡跟海鹽。將調味料揉擦於牛排兩面。將牛排放入可重複密封的塑膠袋，於冰箱靜置至少1小時或隔夜。

STEP 2 把牛排從冰箱中取出，於室內回溫約15分鐘。仔細地在烤架或鑄鐵烤盤上塗上橄欖油，開中大火。牛排放上烤架或烤盤，兩面各煎3至4分鐘，直到兩面都變成咖啡色，並且留下漂亮的烤肉網痕。

STEP 3 把牛排移到砧板上，靜置5分鐘後，逆著牛排紋路切成半吋寬的厚片，立刻上桌。

香烤馬鈴薯〔四人份〕
Loaded Baked Potatoes

材料：

4大顆　→ 褐皮馬鈴薯（russet potato）
1大匙　→ 特級初榨橄欖油
1小匙　→ 海鹽

配料：

1大匙　→ 特級初榨橄欖油
1/2顆　→ 黃洋蔥，約略剁碎
1個　→ 褐洋菇（cremini）或蘑菇（button mushroom）切片
適量　→ 蝦夷蔥，剁細碎（依個人喜好）
適量　→ 海鹽

作法：

STEP 1　烤箱預熱到華氏350度。在烤盤上鋪好錫箔紙備用。馬鈴薯用叉子多刺幾個洞後放到碗裡，加入橄欖油與海鹽後翻動調味。把馬鈴薯移至烤盤，烤約1小時，檢查是否熟透。從烤箱取出馬鈴薯，靜置一旁稍微冷卻。

STEP 2　製作配料：使用中型煎鍋，倒入橄欖油開中火加熱。倒入洋蔥煮約10分鐘，直到變軟成棕色。加入洋菇攪動一下，繼續煮約5分鐘，直到洋菇變軟、散發出香氣。

STEP 3　馬鈴薯從中切出一條縫，雙手握住底部稍微撥開。每一顆馬鈴薯上都鋪上兩大匙的洋菇配料。上桌時，可依喜好撒上蝦夷蔥，或者再加點海鹽調味。

無麵包的活力漢堡〔六塊／三人份〕
Bun- less Power Burger

肉餅材料：

2大匙	→ 特級初榨橄欖油
1顆	→ 黃洋蔥，切細碎
1磅	→ 碎牛肉
2大匙	→ 英國黑醋（Worcestershire sauce）
1小匙	→ 海鹽
1/2小匙	→ 現磨黑胡椒

調味料／可依喜好：

12大片	→ 貝比生菜葉（Bibb lettuce）
適量	→ 狄戎芥末醬
適量	→ 有機番茄醬
1顆	→ 番茄，切片
1/2顆	→ 酪梨，切薄片

作法：

STEP 1 用大型不沾黏的煎鍋，加入1大匙橄欖油，用中火加熱。加入洋蔥煮約20分鐘，偶爾拌炒，直到略呈金黃色。

STEP 2 將焦糖化的洋蔥移到小碗裡，靜置一旁冷卻。沖洗煎鍋，準備煎牛肉餅。

STEP 3 將碎牛肉倒入一只大攪拌碗中。加入英國黑醋、鹽、胡椒、冷卻的焦糖洋蔥，充分攪拌混和。捏成直徑3.5吋、0.5吋厚的肉餅狀。

STEP 4 將剩下的1大匙橄欖油，倒入不沾黏的煎鍋中用中火加熱。放入牛肉餅煎煮約10分鐘，直到肉餅兩面都呈現棕色且熟透。用抹刀盛起肉餅移到盤子裡，靜置5分鐘。

STEP 5 每個牛肉餅分別放在一片貝比生菜葉上，加上充足的芥茉跟番茄醬，再蓋上一片番茄跟酪梨，最後放上一片生菜葉，即可上桌。

香酥甘藷條〔六人份〕
Crispy Sweet Potato Fries

材料：

4大顆　→ 甘藷，刷洗乾淨，不去皮
2小匙　→ 椰子油，讓它融化
1/2小匙　→ 大蒜粉
3/4小匙　→ 海鹽

作法：

STEP 1　烤箱預熱到華氏450度。把甘藷縱向對切成兩半，再分別將它切成半吋寬的塊狀。

STEP 2　把甘藷放在有邊框的烤盤上，淋上椰子油，加入大蒜粉跟1/2匙的海鹽，輕輕翻動讓甘藷均勻沾上調味。進烤箱烤25到30分鐘，直到甘藷呈現金棕色與酥脆感。最後撒上剩下1/4匙的海鹽。搭配無麵包的活力漢堡享用。

鮪魚尼斯沙拉〔四人份〕
Tuna Niçoise Salad

材料：

1把 → 青豆，洗淨
1小匙 → 海鹽
4杯 → 芝麻葉
1/2杯 → 罐頭雞豆，清洗、瀝乾
1/2杯 → 罐頭義大利白腰豆（cannellini beans），清洗、瀝乾
2顆 → 李子番茄，縱切成薄片
1/4杯 → 切成條狀的烤紅椒
1個 → 7盎司含油水包裝的罐裝長鰭鮪魚（albacore tuna），瀝乾
3大匙 → 義大利黑醋
4小匙 → 狄戎芥末醬
1又1/2小匙 → 蜂蜜
3大匙 → 特級初榨橄欖油

作法：

STEP 1 在中型深鍋裡倒入1吋深的水，放入蒸籠，將水煮沸。放入青豆，撒上1/4小匙的海鹽，調成小火。蓋上鍋蓋，蒸5到6分鐘，讓豆子變軟。用冷水沖洗豆子（避免熱氣持續蒸煮），瀝乾、靜置一旁。

STEP 2 將芝麻葉、雞豆、義大利白腰豆、番茄跟烤過的紅椒平均分成4份，放在淺碗裡。再加上1/4的鮪魚，青豆放最上面。

STEP 3 製作油醋醬：在小碗裡混合攪拌醋、芥末醬、蜂蜜、橄欖油跟1/2小匙的鹽。把醬汁灑在沙拉上，再撒點剩下的海鹽。

自製雞湯佐米飯〔四人份〕
Homemade Chicken Soup with Rice

材料：

1整顆	→ 烤大蒜
2根	→ 中型的胡蘿蔔，去皮、斜切成片
2根	→ 西洋芹，削皮、斜切成片
2枝	→ 新鮮百里香
2大匙	→ 特級初榨橄欖油
2夸脫	→ 雞湯，自煮或自店裡購入
1杯	→ 糙米
1小匙	→ 海鹽，供調味用
2杯	→ 吃剩的雞肉切碎，含雞胸跟雞腿肉

作法：

STEP 1　製作烤大蒜：整顆大蒜球橫切對半，塗一點橄欖油，用華氏350度烤約1小時，直到大蒜變軟。取出烤箱，靜置一旁。

STEP 2　大湯鍋裡加入橄欖油，開中火，加入百里香、胡蘿蔔跟西洋芹拌炒約5分鐘，直到飄出香味即可。加入烤過的蒜頭片，慢慢地倒入雞湯，文火慢煮約15分鐘。

STEP 3　加入糙米，用中小火再燉煮10分鐘。

STEP 4　加入海鹽試試味道，加入雞肉。再煮約3分鐘，等米飯跟胡蘿蔔變軟即可。

後記

在本書中我談到很多改變——簡單的飲食調整，讓我的事業與人生發生重大轉變。如果你所做的一些改變，對自身生活的影響達到我的一半強烈，我猜你就會非常滿足開心，而我也會為你高興。不過還有件事必須告訴你：這是個會隱藏於那些激勵人心的雜訊中的關鍵訊息。

當我跟另一位選手——比方說納達爾或費德勒——隔著網子站在球場上，看他拍著球準備發球，我會想像那個球用十多種可能的路徑朝我飛來，最終落在球場某個小點上，變成刁鑽的發球。在真正的比賽中，我看過千萬遍的飛行路徑與角度，所以我已做好心理準備，可以見招拆招，蓄勢待發。

無休止的練習在這個時候發揮作用，幫助我應付球場上的任何事情。它幫助我排除「可能」，能用「機率」來判斷情勢。訓練越多，實際經歷越多，可以減少意外的發生。在每回漫長訓練的尾聲，我的教練明知我精力耗盡、注意力瀕臨渙散，卻仍在球場上放了一小瓶塑膠瓶裝水，要我使盡全力對它再發五次球，這樣我一天的工作才算結束。這就是比賽了四個小時之後，還能贏過其他選手的關鍵。

現在，回想一下這本書的開場，我描述幾年前在艱困比賽中的感受。回想一下比賽打到三、四個小時的我，在心理與生理上全面潰敗。

生理上，我比不過別人；心理上，我覺得自己不屬於這個匯聚頂尖球員的戰場。就在這個時候，你瞧，我做了些改變，一切大不同。突然間，即使球賽越打越久，我仍可以看清楚。清明的心智讓我看到朝我而來、時速一四〇英里的發球的可能路徑，進而迎上球拍。我知道怎麼回擊，我可以把球打到任何落點。充盈的能量在我的肌肉流竄。多踏的這一步爆發力無窮，我得以打敗世界最好的球員，有幸登上世界第一。

但你要懂的是，這不是魔法。使我成為世界第一的並不是能量、清明心智、或復原力；而是我的準備，我的訓練。我這個六歲起球袋就打包得漂漂亮亮的男孩，一直保持專業態度。但突然間一個未知的因素，飲食的改變，讓我得以盡情施展體能，不再過敏，也不再無精打采。

你要如何應用到自己身上？

很簡單。如果你願意做些飲食上的調整，就可能感覺更好。你可能會變瘦，看起來更健康，你的能量會爆發。人們可能會注意並稱讚你。陌生人可能會對你投以欣賞的眼光。

這些事讓人很得意。不過說真的，除了暫時讓你自滿、讓你微笑之外，這些對你有什麼意義？

沒有意義。

一點意義也沒有。

因為終極目標不是減重，也不是用不完的精力。儘管你可能熱切地把它們當成目標，我寧願你跟我一樣，把它們當成手段。

你該由這個手段達到真正的目標。

這個目標應該跟你的表現有關，包括事業、運動競賽，或是人際關係的表現。或許你想升官，而更好的健康條件可以讓你每天工作更久、表現更好。或許你想開創夢想中的事業，但欠缺活力與幹勁；或許你想要贏得一場地區性的混雙錦標賽、一場棒球賽，或是想完成鐵人三項競賽。或許你想跟你的伴侶或搭檔更親近，或是找到新的牽手或搭檔。

這是我要給你的挑戰，我希望你了解的成功秘訣：如果你感覺更有活力、看起來更有朝氣，有餘力表現得更好；你準備好迎接這一刻的到來嗎？你能發揮它最大的價值嗎？你會借力使力朝目標邁進嗎？

老實說，我從沒想過新的飲食習慣會讓我感覺這麼好，這麼遊刃有餘。一直以來，我想把自己訓練成頂尖球員，但身體卻支撐不了。就在突然間，我辦到了。這轉變讓人不可思議，我知道，它將引領我實現最想做的事情：成為世界第一。贏球，不斷贏球。

當然了，我減掉體重。當然了，我覺得很棒。不過這對我是不夠的。我希望對你也不夠。

創造改變，享受過程。但別讓改變本身變成你的目標；而是成為你通往更遠大、更理想的目標的一扇門。

請做好準備。

結語

我由衷感激本書的編輯與合作者——電鍍品牌行銷（Galvanized Brands）的史蒂芬・佩林（Stephen Perrine），將內容提煉成一本實用且鼓舞人心的書籍。

同時感謝跟我一樣專注於健康意識、無麩質生活的坎蒂斯・庫麥，打造本書中的諸多食譜。

感謝電鍍品牌行銷與蘭燈書屋（Random House）的團隊，特別是大衛・辛可材科（David Zinczenko）、莉比・麥桂爾（Libby Mcguire）、珍妮佛・唐（Jennifer Tung）、妮娜・薛爾德（Nina Shield）、喬・賀朗（Joe Heroun）、沙拉・維格尼芮（Sara Vignieri）以及約翰・馬瑟（John Mather）對這個計畫的協助。

感謝瓦克斯曼・李維爾文學社（Waxman Leavell Literary Agency）的史考特・瓦克斯曼（Scott Waxman）以及ＩＭＧ公司的珊蒂・蒙塔格（Sandy Montag）、吉兒・翠班（Jill Dribban）讓此計畫得以實現。

感謝美國媒體公司（American Media, Inc.）與《男性健康》（*Men's Fitness*）的朋友，特別是安迪・透布爾（Andy Turnbull）、珍・賽模（Jane Seymour）以及攝影師理查・費博（Richard Phibbs），讓我看起來處於顛峰狀態。

最後感謝我的粉絲，你們帶給我的能量是讓我保持專注以及正面思考的關鍵。

附錄

好食物指南

The Good Food Guide

「你怎麼避免麩質？它無所不在！」

我告訴大家我不吃含麩質食物時，通常會得到這樣的回應。提到乳製品或精製糖時也是一樣的狀況。

你知道嗎？一點也沒錯。如果食用的是盒裝或袋裝食物，很難避免不想要的添加物。因此關鍵在於減少選用包裝或加工食品，並且仔細閱讀產品標籤。

但是，雖然劣質食物無所不在，不表示你一定要吃。我輕輕鬆鬆避掉了麩質、含糖食物跟乳製品。它們「無所不在」不是問題，因為其他健康、美味、多樣化的食物同樣無所不在。

這就是這裡的重點。如果想試不吃麩質、含糖食品或是乳製品，或者三種都不吃，我知道你的第一個問題會是：「那我還可以吃甚麼？」

答案是：千百種食物的千萬種組合。全部都是健康食物。

這個附錄可以證明無麩質飲食比你想像中容易。幾年來我學到很多關於食物的知識，不只是有害的食物，還有那些幫我日復一日贏球的食物。我想要明確地分享最愛的食物，它們含有哪些物質、為什麼讓我喜歡（沒錯，我喜歡的主要原因是好吃）。而這些不過是清單中的一部分！

蛋白質

我喜歡雞肉、火雞，還有各種魚類。
這類食物我一天至少會吃一到兩次。

雞肉（白肉）

一塊4盎司的無骨去皮雞胸肉，含有24公克純淨營養的蛋白質、補充精力的維生素B群，約125卡路里。我都盡量吃自由放養的雞，這些雞比起餵食穀粒的雞富有較多的omega-3脂肪，有運動的雞也比較美味。買雞肉的時候，留心額外添加的鹽。有些雞農會在雞胸注射液劑，讓它更多汁、更具風味。一塊4盎司雞胸肉一般含有50到70毫克的鈉；被人工注射的雞胸的含鈉量可能直逼500毫克。請細讀標籤。

火雞肉（白肉）

火雞的雞胸肉跟一般的雞營養含量雷同。4盎司裡有28克蛋白質，125卡路里熱量，以及很多的維生素B。

火雞肉（絞肉）

務必閱讀標籤並選擇白肉。大部分的火雞絞肉包含雞胸跟雞腿肉，因此同樣食用4盎司，會攝取到較高的熱量，蛋白質的攝取量降低。

蛋

我不常吃蛋，因為我不在早上攝取蛋白質。話雖如此，當你不想煮肉的時候，蛋可以當簡單又健康的一餐。蛋充滿營養物質（它含有蛋白質跟硒，而一顆大雞蛋只有70到80卡路里），且有各種多變的吃法。光是吃歐姆蛋就可以攝取更多的蔬菜。

牛肉

我對紅肉不那麼熱衷，我不太容易消化，所以偶爾享用。牛肉富含蛋白質，但同時含有單元不飽和脂肪（monounsaturated fat）、鋅、維生素B跟鐵。吃草的牛肉（如果買得到的話）含有較高比例的omega-3脂肪、較低的omega-6脂肪（比例約為1：3；吃玉米的牛比例為1：20）。大量的omega-6脂肪會引起發炎，少攝取為妙。

對了，還有一件事情要注意：我一餐吃4盎司的牛肉，攝取約250卡路里。如果在餐廳點牛排，上桌的牛肉會遠遠超過4盎司。我曾經在菜單上看過48盎司牛排——整整4磅！每個人不一樣，但我知道自己只要吃了超過8盎司的牛排，接下來好幾個小時會渾身不對勁。

野生阿拉斯加鮭魚（sockeye）

避免養殖（或「大西洋」）鮭魚，它的營養遠遠低於野生鮭魚，甚至被餵食人工色素，使魚肉呈現泛桃紅色澤的漂亮橙色。不過一塊好鮭魚對你好處多多：很多的維生素B跟硒，4盎司鮭魚有24公克的蛋白質跟175卡路里。它更富含有益心臟的脂肪，它會提高高密度脂蛋白膽固醇（HDL-cholesterol）。

黃鰭鮪魚跟其他魚類

比起絕大多數的魚類，鮪魚每卡路里富含較高的蛋白質：125卡路里就有28公克，同時有大量的omega-3脂肪。買魚的時候，要記得鮪魚原來並不是棕色的，應該呈現亮紅色。其他有益健康的魚類有：沙丁魚、鯖魚、虹鱒魚、北極紅點鮭。

帶殼海鮮

蝦、龍蝦跟蚌類都富含蛋白質且熱量低。就別拿來沾奶油了。

豆子跟豆類

警告：吃太多罐頭會讓你的消化系統咕嚕作響，你一定不想要。
罐頭豆子鈉含量很高，少吃為妙。
請買乾燥的豆子，然後泡一夜的水，
例如黑豆、綠色黃豆、雞豆（鷹嘴豆）、蠶豆、青豆、
碗豆、扁豆、白豆、豇豆、腰豆、義大利腰豆、利馬豆。

蔬菜

蔬菜是人類所需的每一種養分的主要天然來源，
富有維生素、礦物質、纖維、抗氧化物。
不過並非所有蔬菜生而平等，部分蔬菜，
特別是根莖類以及冬季產的蔬菜，澱粉跟碳水化合物的含量較高，
自從我開始嘗試在白天攝取所需的碳水化合物來增強體力，
常會在晚餐時避免蔬菜，而專注於蛋白質的攝取。
不過葉菜或莖柄類的蔬菜則是我所謂的「中性」食物，
碳水化合物含量不高，一天裡的任何時間都可以食用，可以搭配每一餐。

中性蔬菜

富含纖維與維生素A、B、C跟K，同時低熱量，所以任何時候都可以吃。中性蔬菜包括蘆筍、朝鮮薊、芽球甘藍、洋白菜、花椰菜、白花椰菜、油菜、芥菜、瑞士甜菜、菠菜、蒲公英、芥蘭、水田芥、芝麻葉、夏南瓜、櫛瓜、紅甜椒（比青椒營養價值更高），以及綠葉、紅葉跟蘿蔓萵苣。

高碳水化合物蔬菜

我只會在白天的時候吃，以補充能量。這些蔬菜含有豐富的纖維跟維生素，特別是維生素A，過高的碳水化合物含量不適合作為我的晚餐，包括玉米、馬鈴薯、洋蔥、甘藷、防風草根、胡蘿蔔、甜菜根、碗豆、荸薺、冬南瓜（如橡果跟白胡桃），還有南瓜。

橄欖

橄欖是很棒的抗發炎食物，給你的沙拉增添幾分風味吧。

水果

身體需要來自水果的健康糖份——果糖，
為了補充能量，我在白天吃大量的水果，但很少晚上吃；
同前所述，傍晚時，我告訴身體要吸收蛋白質，
所以不讓太多碳水化合物的熱量讓身體混淆。

高糖份水果

這些甜美的水果是營養密度最高的食物之一。基本上「每日一蘋果」是對的，前提是你要留意接下來一天中所攝取的糖份。高糖份的水果包括蘋果、水梨、葡萄、櫻桃、桃子、蜜桃、杏桃、李子、草莓、覆盆子、黑莓跟藍莓。它們有個共同點，果皮都可以吃，因此也會殘留很高的殺蟲劑。所以我會盡量吃有機栽種的。

柑橘跟其他高酸度水果

一般不會吃這些果皮，所以不需要買有機栽種的，包括柳丁、葡萄柚、檸檬、萊姆、鳳梨、芒果、芭樂、百香果、奇異果跟石榴。注意這些水果都有極高的營養價值（特別是維生素C）以及卡路里。別喝果汁，別浪費任何的纖維，而且柳丁汁的熱量比一顆柳丁高出數倍。

香蕉、無花果跟木瓜

它們都有極高的營養價值，而香蕉跟無花果是食物中最好的鉀來源之一，可以幫助避免心臟疾病與高血壓。不過糖份也很高，應適量食用。

水果乾

我對水果乾非常小心：葡萄乾、杏桃乾、棗子跟梅子乾。它們一方面有豐富的營養，但同時也把大量的糖送入口。食用須適量；在你運動的時候，可以當作方便攜帶的能量補充品。

酪梨

另一種我常常會放在蔬菜清單的水果。酪梨稱得上是我最愛吃的食物。滋味濃郁、纖維粗且營養滿分。而新鮮的酪梨有十分多樣的享用方式。它有非常高單位的健康、單元不飽和脂肪。

番茄

沒錯，番茄是水果。我對它輕微過敏，但喜歡偶爾吃，只要是新鮮的，不是加工品（比方，我只吃新鮮番茄做成的番茄醬）。茄紅素（lycopene）讓番茄呈現紅色的植物化學物質，有助消除紫外線所引起、會使皮膚老化的自由基（free radical）。

取代小麥的穀類

很多超市現在都有了「無麩質專區」，
你也可以上網訂購乾製義大利麵、餅乾跟其他產品。
市面上已經有非常多可取代小麥的穀類食品，
如果你從來沒有試過，建議你把它們找出來、實驗一下。
我最常吃的是藜麥、蕎麥、糙米跟燕麥。
藜麥、蕎麥可以做出好吃的無麩質義大利麵。

藜麥

源於南美洲的穀類藜麥，所含的纖維與蛋白質比糙米約高出兩倍；同時它的蛋白質由完整支鏈與必需胺基酸組成，因此比別的穀物更能強化肌肉。它的蛋白質與纖維結合充足的健康脂肪以及相對較少的熱量，能降低胰島素的反應。藜麥也十分美味，而且15分鐘就能煮好。

燕麥（即食燕麥片、傳統燕麥片、燕麥碎粒）

即食（1分鐘）燕麥片基本上就是把燕麥片切碎讓它更快煮熟。傳統燕麥片則是由去殼燕麥（真正的穀物）輾製而成，煮熟約需5分鐘。燕麥碎粒是切碎而非輾製而成，煮熟需要半小時。食用燕麥是最容易在飲食中攝取纖維的方式，它富含蛋白質。我喜歡燕麥碎粒，因為純粹的穀物比起經過幾度加工的燕麥比較不會增加你的血糖。留心超市自製品牌，它們常常添加大量糖份。吃原味最好，可搭配水果或堅果食用。

糙米

糙米是我的最佳備用食品。我更喜歡某些好吃又營養的穀物，但是糙米處處買得到，在找不到其他心愛選項（如藜麥或無麩質義大利麵）時總能派上用場。它富含礦物質跟纖維素，是其他食物的好搭檔（不需要再提醒你用糙米取代白米了吧？）。

乾果全穀片（muesli）

混合碾製的燕麥、水果乾與堅果的乾果全穀片，發源於瑞士，是我每天的活力早餐中的必備原料，一碗逼近300卡路里。它會提供你充沛的纖維素、蛋白質，還有維生素B、E，鐵質等等。

蕎麥

我喜歡蕎麥義大利麵。蕎麥本身就是很棒的東西。1盎司的蕎麥就有3公克的纖維質跟4公克的蛋白質，加上各種礦物質如銅、鎂跟猛。很多無麩質的穀類已經變成我的主食，而蕎麥是其中最大宗。

蒟蒻麵（shirataki）

它不是穀類，但適合放在這裡介紹。蒟蒻麵是一種低量或零碳水化合物的麵條，來自亞洲，用蒟蒻芋的地下塊莖製成，外觀透明。泰國的研究人員發現，1公克的蒟蒻麵可以大幅度減緩血流吸收糖份的速度。它們本身沒有味道，但很容易吸收一起烹煮的食物風味。

小米（millet）

小米是來自亞洲的無麩質穀類，其營養成分可比小麥：每盎司有2公克纖維質與3公克蛋白質，加上維生素B、鈣與鐵。小米可取代燕麥做成馬芬、麥片，甚至代替鑲料番茄裡的小麥。

莧菜籽（amaranth）

就營養成分來看，莧菜籽是最厲害的穀類之一。一方面無麩質，所含的纖維素跟蛋白質也高於小麥跟糙米，又含有極豐富的維生素，研究也顯示它能夠降低血壓及膽固醇。此外，它可以強健肌肉，因為它是少數含有「完整」蛋白質的穀類，含有8種必需胺基酸。

知風草（teff）

原產於衣索比亞的穀類，有棕色跟象牙色等種類。我發現棕色的帶有甜味與堅果香，比較可口。一杯知風草就有6公克纖維素跟10公克蛋白質，以及豐富的礦物質。烹調也很簡單：在3杯沸水中倒入一杯知風草，文火慢煮約20分鐘。加點你最愛的調味料吃吃看。知風草幾乎跟甚麼都搭。

金線瓜（spaghetti squash）

它其實是一種蔬菜，但是把它剖開之後，果肉看起來就像麵條，甚至可以用來當作無麩質義大利麵的替代品。它本身營養價值沒那麼高，適合用來搭配其他食材食用。

健康油（脂肪）

不攝取脂肪，
你的身體就沒有辦法吸收大部分的維生素。
我會謹慎少量用油，以下是我實際上食用的油品。

橄欖油

可安心食用的油。現在你一定知道橄欖油內有健康脂肪。特級初榨風味醇厚，價格最高，常用來當作沙拉醬、蔬菜調味或是沾醬（儘管大家都喜歡拿麵包沾橄欖油，我不得已忍痛割捨）。較清透的橄欖油則適用於烹煮。

酪梨、胡桃與榛果油

完美的沙拉淋醬，也適合與食物混合攪拌。它們有美好的風味，同時夾帶單元不飽和脂肪。

菜籽油（canola oil）

如果手邊沒有橄欖油，菜籽油很適合用於油炸跟煎煮。相對來說，菜籽油較能承受高溫，中性的味道也不會搶了菜餚的風味。要注意的是：不要把菜籽油跟一般的「植物油」混為一談。比較便宜的「植物油」通常用大豆跟玉米製成，含有高成分的omega-6脂肪酸。這些多元不飽和脂肪只要能跟大量的omega-3脂肪酸（在魚類跟菜籽油裡可找到）中和，倒也沒有壞處。基本上，omega-6脂肪酸會引起身體發炎，而omega-3含有抗發炎的成分，所以該盡可能地讓兩者中和。

椰子油

有些人對椰子油裡的飽和脂肪退避三舍，覺得會提高膽固醇。雖是如此，椰油中的月桂酸（lauric acid）已證實能提高高密度脂蛋白（HDL，好的膽固醇）。除此之外，研究顯示椰子油可以增強免疫系統，幫助身體更有效發揮胰島素。這個「油」看起來不像一般的油，而是像酥油（無反式脂肪）一般呈現固體狀。我看過有人在咖啡裡加一小匙椰油，也很適合用在做奶昔或是在烘焙的時候代替酥油。

果油

花生油很健康，前提是它只用了一種原料：花生。所以仔細閱讀產品標籤，確定它沒有添加糖、鹽，或是棕櫚油。添加其他的果油，特別是杏仁油，是更健康的選擇。

亞麻籽油

亞麻籽油含豐富的α-次亞麻酸（alpha-inolenic acid），一種抗炎物質，同時可以降低膽固醇。我喜歡它，是因為比坊間大多數的油都健康，而我們的身體無法自行生產該油中所含的必需脂肪酸。

乳製品替代品

小心「無奶奶精」等有化學合成疑慮的字樣。
這些東西通常含有大量糖份以及不健康的脂肪。
如果你想戒掉乳製品，去找牛奶、優格跟冰淇淋的的替代品，
包括杏仁奶、椰奶、米漿、榛果奶。
我通常會避免豆漿，
因為它含有高濃度的、含雌激素的大豆分離蛋白，
換句話說，對你的肌肉有害，也會導致脂肪堆積。

堅果與種子

在漫長的練球過程中，它們讓我保持衝勁、有飽足感。
我會盡可能吃沒烤過的生堅果。
要控制食用的量很簡單（手抓一把就是很好的點心），
提供蛋白質卻不會讓你增加體重，
同時還會補充纖維素與單元不飽和脂肪。
可以在沙拉、玉米片，甚至是蔬果奶昔裡
加點杏仁、開心果、腰果、核桃、胡桃、巴西堅果、夏威夷豆、
花生、亞麻籽、葵花籽、南瓜籽、芝麻、大麻籽（hemp seeds），
或鼠尾草籽（chia seeds）。

喬科維奇身心健康書

作者	諾瓦克・喬科維奇 Novak Djokovic
譯者	郭政皓、劉怡伶
商周集團榮譽發行人	金惟純
商周集團執行長	王文靜
視覺顧問	陳栩椿
商業周刊出版部	
總編輯	余幸娟
編輯總監	羅惠萍
責任編輯	林　雲
封面設計	比比司設計工作室
內頁構成	林婕瀅
第七章動作協力	COZYOGA Riona老師
喬科維奇照片版權	法新社AFP
出版發行	城邦文化事業股份有限公司-商業周刊
地址	104台北市中山區民生東路二段141號4樓
傳真服務	（02）2503-6989
劃撥帳號	50003033
戶名	英屬蓋曼群島商家庭傳媒股份有限公司城邦分公司
網站	www.businessweekly.com.tw
製版印刷	中原造像股份有限公司
總經銷	高見文化行銷股份有限公司 電話：0800-055365
初版一刷	2014年（民103年）3月
初版4刷	2014年（民103年）9月
定價	360元
ISBN	978-986-6032-52-3（平裝）

國家圖書館出版品預行編目資料

喬科維奇身心健康書 / 諾瓦克・喬科維奇（Novak Djokovic）著；郭政皓、劉怡伶譯. -- 初版. -- 臺北市：城邦商業周刊, 民103.03
　面；　公分.
譯自：Serve to win : the 14-day gluten-free plan for physical and mental excellence
ISBN 978-986-6032-52-3 (平裝)
1.健康飲食
411.3　　　　　　　　　　　103003233